KB194232

천연SOD제제의 놀라운

암 치료 혁명

丹羽靭負

天然SOD製劑がガン治療に革命を起こす

東京：廣濟社

ⓒ Niwa Yukie, 1995

암 치료 혁명

초판 1쇄 발행 1998. 8. 25
초판 3쇄 발행 2003. 6. 11

지은이   니와 유키에
옮긴이   남원우
펴낸이   김경희
펴낸곳   (주)지식산업사
주소   서울시 종로구 통의동 35-18
전화   (02)734-1978(대)
팩스   (02)720-7900

인터넷한글문패 지식산업사
인터넷영문문패 www.jisik.co.kr
전자우편 jsp@jisik.co.kr, jisikco@chollian.net

등록번호 1-363
등록날짜 1969. 5. 8

ⓒ 남원우, 1998
ISBN 89-423-8018-2 03510

책값 10,000원

獻　辭

1997年 1月 20日, 上午 1時 20分.
癌으로 먼저 간 아내 秋貞華에게 이 譯書를 바칩니다.

역자 머리말

암이란 정말 무서운 질병입니다.

머리카락·손톱·발톱을 제외하고 우리 몸의 어디에나 발생하는 각종 암은 누구에게나 생기는데, 그렇다고 아무에게나 생기지는 않는답니다. 한국에서는 5명의 사망자 가운데 1명꼴로 암으로 죽어가고 있으며, 지난 10년 동안 암 사망률은 빠른 속도로 증가하고 있다는 사실을 통계는 밝히고 있습니다.

이렇게 암이 가장 높은 사망 원인을 차지하고 있는데도, 각자가 그 무서움을 피부로 느끼지 못하고 있는 탓에 설마 내가 암이랴 하고 강 건너 불 보듯이 지내고 있습니다.

암은 어느 날 갑자기 그 모습을 드러내지만, 사실은 체질·식사습관·주거환경과 퇴행성(退行性) 사고방식, 근자에 더욱 악화되어가는 환경오염으로 인하여 체내외(體內外)에서 지나치게 생기는 활성산소(活性酸素)로 말미암은 세포 차원의 장해 — 이 모든 요인이 복잡하게 얽히고 설키어, 몸 안에서 만성자극(慢性刺戟)과 변이원(變異原)이라는 씨가 발암(發癌) 메커니즘을 타고 자리잡아온 데에 그 원인이 있다고 합니다.

어떤 종류의 암이든, 암이라는 의학적 진단을 받은 대부분의 환자는 담당의사와 치료 동의(informed consent)도 없이 항암제(抗癌劑),

방사선 조사(照射), 수술 등의 현대 서양의학 치료에 몸을 맡기게 됩니다. 그러나 대부분의 환자는 부작용으로 인한 무서운 고통을 겪으면서 결국에는 죽어 갑니다.

암은 점차 그 기승을 부리고 있고, 생활양식과 환경오염이 근본적으로 개선되지 않는 한, 더욱 증가할 것이라는 것이 그 방면의 전문가 견해입니다. 내노라 하는 이 나라 지도층 인사들의 신문 부고란(訃告欄)에, 판에 박은 듯한 "……△△大人 ○○公 □□以宿患……年月日時 於××別世……"(아무개 아버님 아무개께서는 오랜 숙환으로 언제 어디에서 돌아가셨습니다……)의 '宿患'이란 대부분이 암이라는 것을 의료계 인사들은 다 알고 있다고 합니다. 암은 사회 지도층이건 무명서민이건, 가진 사람이건 없는 사람이건, 남자·여자건, 어린이·어른을 가리지 않습니다

역자 역시 50여 년을 동고동락해온 조강지처를 암으로 잃었습니다. 일을 겪고 보니, 암이란 병에 걸린 이상에는 오늘의 치료방법으로는 어찌 할 도리가 없다는 사실을 뼈에 사무치도록 알게 되었고, 일반적으로 그 앞에서는 모든 치료법이 허사임을 선진 의학서적에서도 밝히고 있습니다.

미국의 권위 있는 의학잡지 *New England Journal of Medicine*은 시카고 대학 의료진의 연구 결과를 인용하여 말하길, "암 치료법을 찾기 위한 지난 25년 동안의 노력은 암 사망률을 낮추는 데 실패했다"라고 단정한 바 있습니다.

천학(淺學)한 역자가 알기로는, 두경부(頭頸部) 및 오장육부(五臟六腑)에서 멀리 떨어져 있는 부위의 몇몇 암을 제외한 각종 암은 제아무리 조기발견하더라도 오늘의 서양의학 치료로서는 시간적 차를 두고 거의 실패한다는 것입니다.

각국의 첨단 의학계에서는 획기적 암 치료법 개발에 심혈을 기울

이고 있습니다. 비근한 예를 들더라도 이러 합니다. 미국 콜로라도대학 연구팀은 암세포를 무한정 확산시키는 텔로머라제(telomerase)의 필수 단백질을 형성하는 유전자를 발견함으로써 암을 치료할 획기적 신약 개발의 길이 열렸다고 하였고 기타의 보도로는 ……뱀딸기 열매 추출물을 암에 걸린 쥐에 투여한 결과 탁월한 치료효과를 얻었다, ……쥐를 대상으로 한 실험에서 마늘의 주성분 아릴 설파이드는 간암·위암·폐암·방광암의 발생을 억제시키는 것으로 나타났다, ……주목(朱木) 잎에 포함되어 있는 항암제 택솔의 제조 기술을 국내에서 개발하였다, ……P53유전자로 세포 노화(老化)를 유도함으로써 암 억제, ……체내에서 발암물질이 못 생기게 하는 화학물질 추출, ……위암 원인 균의 DNA 정보규명 등의 과학적 성과를 언론은 뻔질나게 보도하고 있습니다.

그러나 이러한 과학적 실험이 실제 임상에 언제 쓰일 것인지, 그것이 인체에 미칠 효과가 과연 어느 정도일지는 미지수입니다.

생명의 불이 꺼져가는 암 환자와 그 가족은 지푸라기라도 잡으려고 허둥대게 되는데—이것은 어쩔 수 없는 인지상정(人之常情)입니다—서양의학치료에 지친 환자 가족은 오만가지 한방약·민간요법에 매달립니다. 통계에 의하면 암 환자의 절반 이상이 서양의학치료 아닌 대체요법(代替療法, alternative treatment)에 의존하고 있다 합니다. 그러나 과학적, 의학적 근거 없는 대체요법이란 강력한 괴물인 암세포 앞에서 맥을 못 쓰기는 서양의학의 그것이나 매일반입니다.

나는 일본의 니와 유키에(丹羽靭負) 박사와 교분을 가지고 있습니다. 아직 한국에서는 그의 이름이 널리 알려져 있지 않으나, 일본은 물론이요, 선진 각국에서는 난치병 임상의사로서 또한, 저명한 생화학자(生化學者)로서 그의 학문적, 의학적 업적을 높이 평가하고 있습니다. 그는 전통적 서양의학을 공부한 의학도이면서 자연회귀를 외치는 대체요법의 전문가입니다. 그의 대체요법 및 허다한 개발 생약(生藥)에는 누구나 수긍하는 과학적, 의학적 바탕 위에 굳게 자리하고 있습니다.

이 책은 그의 특이한(아니, 앞으로는 보편화 될) 암 해설서입니다.

'암이란 무엇인가?' '암은 왜 낫지 않는가?' '암은 어떻게 해서 생기며, 그것을 피하려면 어떻게 해야 할 것인가?' '암 환자는 왜 증가 일로에 있는가?' '불행히 암에 걸렸을 경우에는 최선의 대처방법은 무엇인가?' 등에 관해서 이제까지 아무도 언급하지 않았고 임상의사들 조차 모르고 있는 병리(病理)를 세포의 유전자 차원의 과학적·의학적 근거를 제시해 가면서 눈이 번쩍 띄게 해설하고 있으며, 나아가서는 그의 개발 생약의 놀라운 효과를 병리와 증례(症例)를 들어 설명하고 있습니다.

그러나 그의 자연회귀에 의한 대체요법으로서도 천 명의 암 환자 가운데 600명은 불행히도 비운을 맞습니다. 나머지 400명은 그 무서운 암의 독아(毒牙)에서 벗어나 사회생활을 영위합니다. 대학병원에서 살 수 있는 날이 몇 개월이라는 선고를 받은 말기암 환자 30여 명이 항상 그의 병원에 입원하고 있는데, 그 가운데 80퍼센트는 불행을 겪습니다. 그러나 나머지 20퍼센트의 환자는 목숨을 건져 밝은 얼굴로 퇴원합니다.

암에 시달리던 아내의 처참한 모습과 끝내 목숨이 끊어져가던 애절한 참상을 겪은 역자로서는 비록 의학적 소양을 갖추지 못한 처지이나, 오늘도 병상에서 고생하고 있을 많은 암 환자와 그 가족의 애타는 속을 생각할 때, 이 책이야말로 암 환자 및 그 가족 나아가서는 치료 현장의 의사들까지도 꼭 읽어야 할 과학서적이요, 의학서적임을 절감하고 저자의 허락을 얻어 출판하기에 이르렀음을 밝힙니다.

　　과학이요, 의학이면서 또한 치료서이기도 한 이 책의 저자의 원의
(原意)를 전달함에 있어 거듭거듭 신중을 가하였습니다. 만에 하나라
도 잘못된 문맥이 있다면 그것은 오로지 역자의 책임임을 분명히 해
둡니다.

　　저자도 여러 번 강조하고 있지만 역자 역시 암환자와 그 가족은
이 책의 제1, 2장을 특히 정독하길 권합니다.

　　　　　　　　　　1998년 1월 20일 아내의 一周忌에
　　　　　　　　　　　　　　　　　　　남원우

한국어판 서문

　이번에 남원우 선생의 번역으로 졸저《천연SOD제제가 암치료에 혁명을 일으키다》가《암 치료의 혁명》이라는 역제(譯題)로 한국에서 간행된다는 소식을 듣고 매우 기쁘게 생각합니다.

　남 선생은 이미 나의 해설서《약만으로는 병을 고칠 수 없다》《물 — 생명과 건강의 과학》등을 번역 출판함으로써 이른바 '니와요법(丹羽療法)'을 한국에 소개하는 데 큰 공헌을 하였습니다. 이 분의 번역은 나의 원뜻을 그대로 쉽게 옮겼다고 들었습니다. 한국의 많은 독자, 특히 환자들께서는 이러한 번역서적을 통하여 현대의료가 안고 있는 가지가지의 어려운 문제를 인식함으로써 질병 치료의 방책을 남에게 의존치 말고 적극적 자세로 스스로 탐구하도록 노력하기 바랍니다. 흔히 의사나 약제에 의지하면 질병을 고칠 수 있다는 습관이 몸에 배어 있는데, 이러한 생각에서 벗어나서 나날의 건강을 자기 스스로의 슬기로써 쟁취하려는 적극적 생활을 시작하기를 바라 마지 않습니다.

　원래, 암이란 현대의학의 최대 난제 가운데 하나인데, 바야흐로 암 환자의 증가는 커다란 사회문제로 떠오르고 있습니다. 과학기술의 눈부신 발전과 그에 따르는 의료의 근대화 덕으로 각 국민의 평균 수명이 크게 늘어 '인생 80세 시대'를 맞이하고 있는 오늘날, 중장년층(中長年層)을 중심으로 하여 많이 발생하고 있는 암이야말로 평안한 노후를 위협하는 적이라고 하겠습니다. 집안의 누군가가 암 선고를 받은 가족은 "이렇게 과학이 눈부시게 발달한 오늘날 그까짓 암 하나 고칠 수 없다는 말인가" 하고 흔히 애통 어린 불만을 터뜨리는데 현실은 어쩔 수 없습니다. 이것이 오늘의 의료 실체입니다. 현대 의학의 최첨단을 달리고 있다는 대학병원이나 동네의 개인의원이나 암 환자에게 대한 치료는 본질적으로 과히 차이가 없습니다.

수십 년 동안 임상의와 생화학 연구, 이 두 가지 입장에서 암 환자를 대하여 온 나는, 현재 암 치료에 대한 한 가지 해답을 갖고 있습니다. 그것은 인체의 정상 세포나 암세포를 가리지 않고 몽땅 죽이는 화학요법 및 방사선요법을 피하고, 자연이 주는 혜택 속에 존재하는 암억제제(癌抑制劑)를 가장 효과적 방법으로 인체에 흡수시킴으로써, 말하자면 '자연의 힘'으로써 암을 제압하는 방법입니다. 그 상세한 내용은 이 책을 숙독해보면, 과연 그렇구나 하고 통감할 것입니다. 이것은 결코 탁상이론(卓上理論)이 아니라, 이미 많은 성공 사례가 있는 임상 결과입니다.

이 책은 일반 독자에게는 다소 어려운 부분이 없지 않으나, 과학적, 객관적 데이터와 논리적 설명에 과장과 거짓이란 일절 없음을 단언합니다.

독자 여러분은 뜨거운 탐구심과 향학심으로 이 책을 진지하게 끝까지 숙독하기를 충심으로 바랍니다.

丹羽靭負
1998년 초봄에

머리말

옛부터 암은 불치병을 넘어서, 손댈 방도가 없는 죽음에 이르는 무서운 질병이라고 널리 알려져 있습니다. 그런데 일단 걸리면 벗어날 수 없는 암이 1970년대부터 지구상의 환경오염이 나날이 악화됨에 따라서 급격히 증가하고 있다는 사실을 의학적 통계는 밝혀주고 있습니다.

환경오염과 암 환자 수의 격증 관계를 논할 때, 반드시 활성산소(活性酸素) 문제를 언급하지 않을 수 없습니다. 암을 비롯한 현대병의 90퍼센트는 환경오염 등에서 생기는 활성산소가 그 원흉으로 작용하고 있습니다.

나는 일찍이 과학적 근거에 의해서 활성산소를 생화학적으로 실험, 연구해옴으로써 노화(老化)·암화(癌化) 및 난치병과 암의 관계를 구명(究明)하고, 많은 학문적 성과를 *Archives of Dermatology*, *Blood, American Journal of Persology* 등의 국제적 의학논문 잡지에 발표해 왔습니다. 무엇보다도 독자는 활성산소라는 물질이 암과 밀접한 관련이 있다는 사실을 잊지 말고 이 책을 읽어가기 바랍니다.

암의 발병률의 증가와 더불어 그로 말미암은 사망률 역시 점차 높아가고 있어, 여러분 주위에서도 친구나 동료 및 그 가족 가운데 한두 사람의 암 환자가 있다 해서 신기한 일이 아닐 정도로 현실은 바뀌고 있습니다.

따라서 암은 많은 질병 가운데서 여러분이 가장 관심을 두는 질병인 동시에 누구나 가장 무서워하는 질병입니다. 암에 걸려서 모든 희망을 잃고 있는 분, 큰 종합병원에서 되풀이해서 맞는 항암제 주사로 머리카락이 빠지고 구역질이 계속되어 쇠약할 대로 쇠약한 환자를 지닌 가족, 여기저기에서 암에 걸렸다는 말을 듣고 "나도 혹시 암이 아닐까……" 하고 공포에 떨고 있는 분 — 이러한 모든 분들에게 '암이란 도대체 어떤 병인가', '암은 왜 낫지 않는가', '왜 암이 생기며 암에 안 걸리려면 어떻게 해야 하는가', '암에 걸린 경우 대처해야 할 최선의 방법은 과연 무엇인가' 등에 관해서 암 치료에 오랫동안 종사해 온 임상의로서, 또한 20여 년간 기초적 실험을 계속해 온 생화학자[1]의 입장에서 임상면(臨床面)과 학술적 이론 양면에서 암을 되도록 올바르고도 쉽게 해설해야겠다는 것이 나의 의도입니다.

나는 원래 중증(重症)의 교원병(膠原病)[2] 환자를 포함한 암 환자를 과학적, 의학적 근거에 따라서 개발한 부작용이 전혀 없는 천연생약(天然生藥)으로 치료함으로써 커다란 성과를 올리고 있습니다.

평소 현대의학의 화학약품이 지니고 있는 모순, 특히 암에 대한 모순을 절감하던 나머지 부작용이 없는 천연의 자연회귀(自然回歸)에 따르는 치료를 연구·개발하여 이를 치료에 쓰게 된 동기와 남이 보기에는 이상할 정도로 온 정열을 기울여서 이 책을 쓰게 된 계기는 다음과 같습니다.

1982년, 소학교 2학년생이던 나의 장남이 밑도 끝도 없이 급성골수성(急性骨髓性) 백혈병에 걸리자 그 어린 것의 15개월 동안에 걸친

---

1) 의학을 전공한 사람으로서 생명현상을 화학적 측면에서 연구·실험하는 전문가 — 역자.
2) 피부·근육·관절 등의 결합조직에 변화가 일어남으로써 교원섬유가 증가하는 질병의 총칭 — 역자.

투병생활을 보면서 고뇌하고 가슴 조이고 비통에 빠지면서 무서운 항암제의 부작용으로 말미암은 지옥 같은 고통을 겪다 못해, 끝내 단말마적 몸부림 속에 죽게 한 괴롭고도 슬픈 경험에서 새롭게 눈을 뜬 나는 이 책을 쓰게 되었습니다.

당시의 나는 서양의학 일변도(一邊倒)의 의사였습니다. 따라서 내 자식이 백혈병에 걸리자 속으로는 '자식을 잃는구나' 하고 단념하고 있었습니다. 그렇기는 하지만 내 자식을 내 병원에서 치료하게 되면 자칫 사사로운 정에 얽히게 되기 쉽고, 아이 역시 응석을 부리게 될 것이므로 어떤 유명 대학병원에 입원시켰습니다.

나는 지금도 그러합니다만, 당시도 설·추석·공휴일·일요일 구분없이 365일을 연구소에서 실험 데이터를 정리하거나, 새로운 지식을 공부하거나, 논문을 쓰거나 하면서 밤 두세 시까지 일하다가 밥 먹고 잠자기 위해서 집을 이용할 뿐이었습니다.

따라서 아이하고는 아기자기한 대화를 나눌 기회가 없는 삭막한 생활이었습니다. 그러한 생활 속에서 아이의 백혈병 진단으로 '길어야 1~2년으로 유명(幽明)을 달리한다'는 사실을 새삼 깨달았을 때, 나는 커다란 충격에서 헤어날 수가 없었습니다. 하도 불쌍하여 나는 내 의료·연구의 생활 패턴을 바꿔 적어도 이틀에 한번은 대학병원의 아들을 찾아가서 카드놀이도 해주고 옛날 이야기도 들려주고 밥도 같이 먹고 하다가 막기차로 돌아오곤 하였습니다. 기차 속에서 아들과 지나온 과거가 아비로서 후회되기도 했고, 단 하루만이라도 좋으니 기운찬 아들과 캐치볼이라도 같이 해줬더라면 하는 후회에 시달리곤 하였습니다.

아이는 멀지 않은 장래에 닥칠 무서운 운명을 알 리가 없이 모처럼 부정(父情)을 보이는 아비에게 이것저것을 묻고 얘기하는 것을 보면서, 정확한 병상(病狀)을 이야기해줄 수 없는 나의 가슴은 아프고 슬프기만 하였습니다. 한편, 운명의 신은 예상대로 짓궂게도 내 자식의 암을 악화일로로 몰아넣음으로써 얼마 안 있어 목숨이 끊어지리라는 사실을 날이 갈수록 확실하게 알 수 있었습니다.

혈액 세포(백혈구)의 80~90퍼센트가 암세포로 변하니 그에 대응하고자 항암제의 주사량도 늘어만 갔습니다. 이에 따라서 항암제의 부작용은 더욱 축적·증가되어 갔습니다. 주치의와 그 스텝들은 '아무개 선생의 자제이니 무슨 수를 써서라도……'라는 일념으로 항암제를 계속 투여하는 것이었고, 이에 따라서 아이는 "아빠, 심장이 터질 것 같아요……배가 아파요……나 죽겠어요……살려줘요!" 신음 속에서 이렇게 외치면서 뒹구는 것이었습니다.

그때까지만 해도 내 병원에서는 약 200명의 암 환자가 나의 치료를 받다가 고통 속에서 죽어갔습니다. 그러나 내 아들은 그들 환자에게서 일찍이 보지 못한 고통을 겪으면서 죽어 갔습니다. 일반적으로 시체에는 자주색 반점의 시반(屍斑)이 피부에 촘촘히 나타납니다. 이것은 혈액의 혈소판이 항암제로 인해서 거의 소실되었기 때문입니다. 입술과 항문에는 너줄하게 피가 더덕더덕 말라붙어 용변 때마다 무서운 고통을 호소합니다. 항암제의 강력한 작용으로 말미암아 식도·위·장의 점막은 출혈궤양을 일으켜 물을 넘기는데도 까무라칠 정도의 고통으로 외마디 소리를 지르는 것이었습니다. 죽기 1주일 전에는 실명된 눈알이 5~10센티미터는 튀어나와 그 몰골은 마치 절문〔寺門〕 좌우에 있는 금강역사(金剛力士) 같았습니다.

아비가 의사임을 알고 있는 아이는 "아빠, 살려주셔요! 아빠, 살려줘요!"를 외쳐댑니다. "그래, 곧 낫는다. 주치의께서 곧 나을 것이라고 하셨다!" 나는 이렇게 대꾸하면서 병상 주위를 헛되이 왔다갔다 할 뿐, 이렇다 할 손을 쓸 길이 없었고, 오로지 고통을 더해 줄 항암제를 투여할 길밖에 없었습니다. 모르히네·마약 주사로 10시간의 진통효과가 있던 것이 5시간, 3시간, 2시간으로 효력 지속 시간이 단축되어 가면서 괴로워하고 고통을 호소하면서 뒹구는 자식을 그저 가슴 조이면서 달랠 길밖에 없었습니다.

이렇게 무서운 고통 속에서 죽어간 아들의 모습을 보고 '대학병원이란 게 도대체 뭔가, 무엇이 암 전문병원이란 말인가'라는 생각이 드는 한편, 의사인 더구나 그 방면의 전문의라는 아비는 아들에게 아무 도움도 못 준 꼴을 생각할 때마다 후회와 참회의 불은 가슴을 태우기만 하는 것이었습니다. 또한 이 나라 최고요, 최첨단 의학을 연구하고 있는 병원의 암치료 실태가 내 아들의 경우에 전형적으로 나타나 있음을 나는 똑똑히 보았습니다. 나는 얼마 동안 넋나간 꼴로 세월을 보냈고 의사직이 정말 싫어졌습니다.

한편 나는 내 병원에서 암으로 죽어간 사람들의 모습을 기억나는 대로 하나하나 조용히 떠올려 보았습니다. 그들 대부분은 내 아들 모양으로 암 그 자체로 죽어간 것이 아니었습니다. 사인(死因)은 거의가 항암제의 부작용이었습니다. 그것은 이제까지는 내 육신이라 할 수 있는 자식이 그 꼴을 당하지 않았던 탓으로 실감있게 규명해 보지 않았을 뿐이었습니다. 의과대학 교과서에는 "암이란 죽는 병이다", "항암제의 부작용은 절대적인 것이다"라고 기재되어 있었으므로, 암 환자가 고생과 이루 말할 수 없는 고통 속에서 죽더라도 어쩔 수 없는 일이라고 기계적으로 깨끗이 단념해 왔습니다. 말기암 환자 가족이 필사적으로 "선생님, 어떻게 해서든지 제 남편을 살려주십시오"라는 애원을 듣고도, 속으로는 '어쩔 도리가 없지 않은가, 교과서에는 암은 결국 죽는 병이고 항암제의 부작용은 절대한 것이라고 못박아 있으니, 암 환자란 결국은 고통 끝에 죽는 것이므로 별수 없지 않은가'라고 예사롭게 여겨온 것이 사실입니다. 이제 다시 곰곰이 생각해 보니 그 분들에게 아주 잘못했다는 참회가 아들의 죽음을 겪고 나서 가슴 깊이 파고드는 것이었습니다. 당시의 내 심정은 남의 죽음에 냉담하면서도 의사로서 양심의 가책을 느끼지 못하고 진료와 치료를 계속하고 있었습니다.

그러나 나의 자식을 암으로 비참하게 잃고 나서야 나는 비로소 인간으로서 의사로서 자각하기에 이르렀고, '이러한 방식으로 해나가는 현대 서양의학으로서는 도저히 사람을 구할 수 없다'는 점을 통감하기에 이르렀습니다.

오늘날의 서양의학에서는 확실히 부작용이 강력한 약제가 많습니다. 암세포를 죽이지만, 그에 앞서 인간에게 꼭 필요한 정상 세포를 몽땅 살상(殺傷)하여 쓸어버리는(total killing) 메커니즘으로 된 항암제는 환자를 고통으로 몰아넣어 결국 죽게 합니다. 이와는 달리 자연 회귀의 치료법 — 예컨대 한방약제나 건강식품에는 너무나 과학성이 없을 뿐만 아니라 의학적 실험조차 거치지 않은 '물건'을 가지고 "암에 잘 듣는다" "류마티스에 특효가 있다"고 과장선전하고 있는 것이 오늘날의 실정입니다. 이러한 것 가지고는 암 환자를 비롯한 여러 난치병 환자를 구할 수 없다는 점에 나는 착안하였습니다. 그리하여 나는 1975년경에 웬만한 대학병원 연구소를 능가할 완전시설을 갖춘 연구소를 설립하여[3] 생화학(生化學)을 중심한 국제적 수준의 학술적 연구에 착수하였습니다.

이 연구소에서는 서양의학 일변도의 실험에서 탈피하여, 부작용이 없는 천연생약을 어떻게 하면 암을 비롯한 난치병에 유효하게 작용시킬 수 있을까 하는 연구에, 모든 연구의 절반을 할당함으로써 수억 엔(円)의 연구비를 아낌없이 투입하고, 내 자식의 비참한 죽음을 달

---

3) 니와 유키에 박사 개인 연구소인 '니와면역연구소'는 일본 국내에서는 물론이요, 국제적으로도 그 실업적을 높이 평가받고 있다 — 역자.

래기 위해서뿐만 아니라, 온 세상의 난치병 환자를 구제하기 위한 효
과 있는 생약개발 연구에 팔을 걷어부쳤습니다.

그 결과, 나는 본래 서양의학 공부를 한 의사이므로 5퍼센트는 화
학약품을 사용하지만 나머지 95퍼센트는 자연식물 — 예컨대 남아프
리카에서 산출되는 루이보스차(茶), 북미에서 나는 엉겅퀴씨, 콩, 등
겨, 배아(胚芽), 참깨, 복령(茯苓), 빈랑(檳榔), 대황(大黃) 등 어디에
서나 구할 수 있는 천연원료·한방생약을 특수한 가공방법을 거쳐서
이것들을 활성화(活性化)[4]시킬 수 있는 방법을 터득하기에 이르렀습
니다. 그 효과는 놀라워서 암, 천식, 류마티스, 모든 활성산소장해,
교원병(膠原病) 등의 치료에 사용하여 현저한 효과를 올리고 있습니
다. 나는 이 책에서 그 방법과 가공방법 등을 설명하겠으나, 결론부
터 말하자면 암 환자의 40퍼센트, 말기암 환자의 20퍼센트를 부작용
과 고통 없이 생명을 연장시키고 있습니다.

화학약품을 주체로 하고 있는 현대 서양의학에 대한 비판은 흔히
의료평론가(醫療評論家)에 의해서 거론되고 있습니다. 그런데 제삼자
적 입장에서 사물의 결함을 비평만으로 끝내는 일은 아주 쉬운 작업
입니다.

이 책은 암에 시달리고 있는 환자, 그 치료로 고생하고 있는 환자,
항암제의 부작용으로 나날이 쇠약해지고 있는 환자를 간호하면서 가
슴 조이는 가족, 그리고 오늘 당장은 건강하지만 장차 걸릴지도 모를
암에 대한 공포로 불안한 분들 — 이렇게 암으로 시달리고 있는 모든
분에게 내일의 희망을 걸 수 있는 실천·실용서적임을 자부합니다.

간단한 비평으로 그치는 의사평론가(醫事評論家)가 아닌, 내가 관

---

4) 어떤 물질에 촉매·효소 등을 첨가시킴으로써 목표하는 기능이 활발하게 제고(提
高)되도록 하는 일 — 역자.

리하고 있는 1천 명 이상의 암환자를 불철주야 필사적으로 치료하고 있는 현장의 의사로서, 또한 아들을 암으로 잃은 불행이 계기가 되어 부작용 없는 천연생약을 개발하여 현저한 효험을 보고 있고, 또한 10여 년에 걸친 학술적 생화학 연구와 실험에 몰두해 온 한 연구가로서, 암 환자 및 그 가족과 암관련 의료인 여러분에게 싹쓸이식 항암제를 주로 하고 있는 현대의학의 모순을 논리적으로 호소하는 한편, 그 작용을 여실히 설명함으로써 암 환자 여러분에게 재생의 지침을 주고자 합니다. 동시에 일반인에게는 암이란 어떻게 해서 발생하는 것인가, 어떻게 하면 암에 걸리지 않는 생활을 할 수 있는가 등에 관하여 유효한 생활지도서가 되기를 염원하면서 이 책을 쓰게 되었습니다.

또한 나아가서, 오랜 연구를 계속해 온 생화학자의 입장에서 종래의 암에 대한 고전적 견해를 학문적으로 쉽게 설명하는 한편, 현대의 최첨단 의학이자, 나의 유전자 연구의 한 부분을 소개하겠습니다. 그것은 다름아닌, 근년에 이르러 급격히 증가하면서 중증화하고 있는 아토피 환자 가운데 초중증(超重症) 아토피성피부염 환자로부터 암유전자가 발견되었다는 사실입니다. 이 충격적인 발견은, 중증 아토피는 암화(癌化)의 가능성이 매우 높음을 말해 주고 있습니다.

그리고 유전자 수준의 연구에서 알아낸 사실은, 발암유전자는 발병 20년 전에 발견된다는 점과 유전자로부터 암 규명의 실태를 소개하는 동시에 인간도크와 암 검진에서 시행하는 엑스레이 촬영은 곧 인체의 세포를 파괴하면서 수명을 줄인다는 사실 등에 관한 충격적 내용까지 상세히 설명하겠습니다.

여러 가지 놀랄 만한 사실을 담고 있는 이 책에서는 늘 내가 주장하고 있는 암 예방을 위한 일상적 주의사항을 실천함으로써 또한, 내가 연구개발한 체내에서 격증하는 활성산소를 없애는 생약을 복용함으로써 암은 결코 절망적 질병이 아님을 이해하도록 다각도로 설명하겠습니다.

장차 암 극복이 가능할 것이라는 '희망의 책'으로서 여러분에게 이 책을 간곡히 권장하는 바입니다.

니와 유키에

차 례

제3장 암 발생의 메커니즘과 그 예방을 위한 일상적 주의점

제4장 암을 비롯한 현대병의 원인, 활성산소

제5장 일상생활에서 암 방어능력을 키워야 한다

제6장 암 치료에 혁명을 일으키고 있는 니와요법

제 7 장 니와요법의 효력, BG-104로 연명에 성공하다

제 8 장 의학의 최첨단 — 유전자에서 암을 해명한다

제 9 장 암 극복의 희망과 그 전망

1

난치병인 암,
그 정체는?

1. 완치되는 암들

현대의학으로도 고치기 어려운 무서운 질병이 아직도 많습니다. 그 가운데서도 암에 관하여서는 일반인의 관심이 가장 높고 또 독자 여러분에게도 암은 가장 무서운 질병임이 틀림없습니다.

여러분이나 여러분의 가족이 암에 걸렸음을 알게 되었을 때 대부분은 죽음의 선고를 받은 것과 다름없는 충격과 공포가 오장육부(五臟六腑)에 스며들지만, 암의 특수성이나 현대의료의 실체를 모르는 비전문가인 여러분은 "대학병원에 가서 치료를 받는다면, 혹은 암 전문병원에서 치료를 받는다면 어쩌면 고칠 수 있지 않을까?"라고 가냘픈 기대를 거는 분들이 있을 것이며, 또 그러한 기대라도 갖고 싶은 것입니다. 그러나 현실이란 냉엄한 것이어서 대체로 암에 걸리게 되면, 일부의 암을 제외하고는, 또 극히 일부의 환자를 제외하고는 현대 서양의학에서는 "죽음의 선고를 받은 것이나 다름없다"라고 체념할 수밖에 없는 것이 현실입니다.

우선 같은 암 가운데서도 다소 예외적으로 살아날 수 있는 확률이 많은 것으로는 자궁암, 직장암(直腸癌 : 간장에 전이된 것은 제외), 유방암, 갑상선암입니다. 그 이유는 자궁·직장은 인체의 말단에 있는 장기(臟器)이므로 인체의 중심부에서 격리되어 있어 중앙에 있는 장기와는 달라서 전이(轉移)되는 경우가 비교적 적기 때문입니다.

유방이 인체의 중앙 장기라고 생각하기 쉽습니다. 나는 의과대학 본과 제1학년이 되어, 비로소 의학다운 내용을 공부하기 시작하였는데 그 첫강의가 해부학이었습니다. 여타의 기초의학도 공부하게 되었으나, 당시는 해부학에 대단히 많은 시간과 노력을 기울여 교육시

켰으며 포르말린액에 잠겨 있는 시체의 좌우에 학생 한 사람씩 붙어서 약 1년 동안 신경 하나하나의 이름에서부터 작은 뼈 하나하나를 집어내고 그 연계관계라든가 인체내의 배치관계 등을 라틴어로 그 명칭을 외워야 하는 등 해부학은 당시의 의대생의 정력의 대부분을 소모시키는 과목이었습니다.

당시 내가 해부한 시체는 여성이었는데 그때 놀란 일은, 유방을 해부할 때 메스로 가슴의 피부를 벗기고 유방을 노출시켜서 그것을 떼어내면서 보니 노출된 유방에는 아무 지지조직(支持組織)이 없었고 연계된 선유(腺維)도 없어 핀셋으로 잡으니 그대로 쉽게 가슴에서 떨어지는 것이었습니다. 나는 의외로 간단하게 떨어져 나온 유방을 보고 '유방이란 여성이 외출할 때 가슴에 대는 '패드' 같은 것이로구나'라고 생각한 일을 지금도 기억하고 있습니다.

이와 같이 (다소 비과학적인 이야기가 됩니다만) 자궁이라든가 유방은 신께서 인간을 창조하실 때, 처음에는 인간에게 남녀의 구별이 없었던 것을 후에 종족보존을 위하여 사람에게 아이를 만들게 하고자 하여 인체에 붙인 장기여서 그런지, 다른 일반 장기나 조직과는 달리 어느 정도 인체의 중심에서 격리되어 있는 탓에 전이가 생기기 어려운 것이 아닌가 생각합니다. 그런데 일반적으로 최근의 자궁암은 재발하는 환자가 증가하고 있습니다. 마찬가지로 최근의 유방암도 그 성질이 변하여 전이도 하고 재발하는 경우가 많아지고 있습니다.

또 갑상선암은 때로는 폐에 전이하는 환자가 있습니다. 갑상선암은 매우 딱딱한 피막(被膜) 결합조직으로 쌓여 있으므로 암세포가 밖으로 유출하기 어려워 암의 전이가 드뭅니다.

2. 대부분의 암은 낫지 않는다 !?

이상과 같은 이유에서 이 네 가지 암—유방암·자궁암·직장암·갑
상선암은 어느 정도 예외라 할 수 있는데, 인체의 혈액 흐름의 한가
운데에 있는 장기나 조직에 생긴 암이라든가, 위의 4가지 암일지라
도 전이나 재발하였으면 수술을 하여도 혈액이나 림프액의 흐름을
타고 인체의 어디엔가에 이미 전이해 있으므로 이러한 암세포를 화
학약품이나 방사선만으로 박멸하고자 하는 현대의학의 치료방법으로
써는 암이 결코 낫지 않음은 당연하다 하겠습니다.

왜냐하면 암이라는 것은 사람의 정상 세포보다 수십 배 힘이 강하
여 마치 바위와 같은 세포인데, 이것이 정상 세포와 공존하면서 살고
있기 때문입니다.

암을 죽일 수 있는 약은 얼마든지 있습니다. 다만 그 약을 주사하
든가 복용케 되면 암세포가 죽기 전에 먼저 정상 세포가 죽어버리고
맙니다. 이러한 치료방법(후에 화학요법·방사선요법으로 설명하겠지만)을
토탈 킬링(total killing) 즉, 싹쓸이 치료법이라고 합니다.

되풀이하거니와, 수술을 하더라도 그 자리의 암은 이미 어디엔가
에 전이하고 있고, 더구나 혈액 흐름의 한가운데에 있는 조직이나 장
기에 생긴 암은 어디엔가에 전이하고 있다는 것은 당연한 것이며, 더
욱 난처한 일은 "자연암(自然癌)은 전이하면서 발생한다"는 학설까지
있는 만큼 아무리 암을 조기발견한다 해도 전이는 피할 길이 없는
것 같습니다. 따라서 암은 아주 초기에 수술을 하여도 이미 어디엔가
에 전이되어 있는 경우가 흔합니다.

전이소(轉移巢)를 하나하나 뒤따라가면서 수술을 한다면 인체의 조
직장기를 전부 떼어버리지 않을 수 없게 됩니다. 그때마다 대수술로

대량출혈이 불가피하고 식사도 할 수 없게 됩니다. 그렇게 되면 암에 대한 방어능이 극단적으로 저하함으로써 환자는 고통 속에서 죽음의 길을 달리게 될 뿐입니다. 더욱이 거기에 항암제나 방사선을 사용하면 암세포보다는 정상 세포가 먼저 죽게 되어〔全滅療法〕환자는 더욱 심한 고통 속에서 죽음을 재촉하게 됩니다.

3. 항암제의 시초는 독가스

이 이야기는 비전문가인 여러분에게는 정말 충격적일 것입니다. 대부분의 암 환자에게 쓰여지고 있는 화학요법(Chemotherapy), 즉 항암제의 주사나 내복제는 원래 1942년 제2차세계대전이 한창일 때로 거슬러 올라갑니다. 미국의 화학병기(독가스나 세균)연구팀의 일원이었던 예일대학의 길만 박사가 나이트로젠머스타드라는 독가스의 살인실험을 하고 있을 때, 그 실험실에서 실험중이던 악성림프종양의 쥐가 잘못하여 그 독가스를 소량 흡입하였는데 그 쥐의 악성종양이 축소된 것이 계기가 되었습니다.

그때부터 "옳지, 그렇다면 암 환자에게 이 독가스를 약(항암제)으로 사용해보자"라고 해서 발전시켰다는 것입니다. 지금도 의학전문서적에 항암제의 종류를 기재하고 있는 곳에는 독가스 '나이트로젠머스타드'는 명백히 항암제의 하나로 기재되어 있습니다. 항암제를 사용하면 암은 당연히 이에 저항하게 되는데 그에 따라서 "이래도냐, 이래도냐"라고 항암제를 더욱 많이 사용하면 사람이 먼저 죽고 말 것이 당연하다는 것은 이 독가스의 이야기에서 충분히 이해되리라고 생각합니다.

대학병원 등에서 가족을 암으로 잃은 분들은 이 독가스의 이야기라든가, 내가 사랑하는 자식을 고통 속에서 죽어가게 한 그 '죽음'과 항암제의 본질을 충분히 이해하였을 것입니다.

지금 암에 걸려서 고생하고 계신 많은 불쌍한 환자 여러분, 그리고 그 가족 여러분은 저의 자식의 임종 모습이나 이 독가스의 이야기를 명심하시고, 또한 나는 내 자식의 마지막 길에서 지옥을 목격한 경험, 또한 몇백 몇천의 암 환자를 치료하면서 고민을 나누며 얻은 많은 교훈을 마음속 깊이 간직하여 주시기 바랍니다. 또 현재 서양의학에 의한 암치료와 그 현실, 나아가서는 그에 대한 대책과 방법을 크게 참고하시어 인류최대의 난치병이요 기병(奇病)이라고 할 수 있는 암과의 투쟁에 귀중한 이정표로 삼으시기 바랍니다. 암에 걸리지 않은 분들께서는 이렇게 무섭고 치명적인 암에 걸리지 않는 생활방법을 이 책에서 터득하시어 여러분의 일상생활의 좌우명으로 삼기 바랍니다.

4. 방사선요법·코발트요법은 원폭의 살인 메커니즘

원자폭탄과 방사선이 동·식물을 전멸시킨다는 것은 여러분도 잘 알고 계시지만 여기에서 전멸시키는 메커니즘에 관하여 과학적으로 쉽게 해설하겠습니다.

방사선은 태양광선에서 방사되는 광선(태양광선은 지상에 가지가지 종류의 광선을 방사하고 있습니다) 가운데 가장 파장이 짧은 광선입니다. 파장이 짧다는 것은 동·식물의 신체 깊숙이 침투한다는 것을 의미합니다. 그림 1에서 보듯이, 모든 동·식물은 세포로 되어 있으며 세포의 중심에는 핵(核)이 있고, 핵의 가장 중요한 곳에 유전자가 존재하고 있으며, 유전자는 DNA라는 핵산(核酸)으로 되어 있습니다. 방사선이 동·식물에 방사되면 세포의 가장 중요한 중추(中樞)중의 중

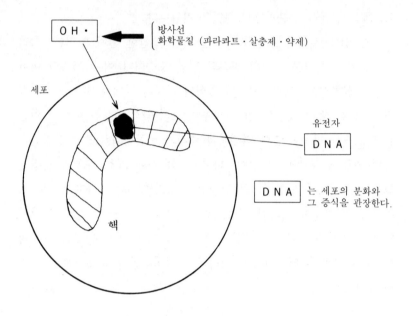

그림 1. 방사선 및 화학물질에 의한 세포장해

추라고 할 유전자의 DNA가 있는 곳까지 침투하여서 OH·라고 하는 매우 반응성이 강한 활성산소(活性酸素)를 발생(그림 3 참조)시켜서 유전자의 DNA를 녹여 버립니다. 세포의 중추 중의 중추가 파괴되므로 동·식물은 바로 그 자리에서 죽고 맙니다.

지금으로부터 약 50년 전 제 2차세계대전이 끝나갈 무렵에 방사선을 이용한 원자폭탄이 개발되어 그 메커니즘이 밝혀졌습니다. 이미 설명한 바와 같은 방사선의 메커니즘을 알게 된 당시의 암 학자들은 "그렇다, 방사능이 세포핵의 DNA를 녹여서 세포를 파괴한다면 암세포에 방사선을 쪼이면 암이 죽을 것이 아닌가"라는 생각으로 방사선을 이용한 암의 치료, 즉 방사선요법·코발트요법이 시작되었습니다.

그런데 여러분께서도 이미 아셨겠지만, 암은 그렇게 간단하게 정복되는 것이 아닙니다. 방사선을 쪼이면 그 방사선 주위의 정상 세포도 손상을 입게 됩니다. "암은 왜 낫지 않는가"라는 설명에서 충분히 아셨으리라고 생각하지만 암세포는 정상 세포보다도 훨씬 강력하기 때문에 정상 세포는 암세포보다 먼저 다운되고 맙니다.

그러므로 당연히 방사선의 사용량과 사용횟수에는 엄격한 제한이 있어야 하고 암이 전멸하기 전에 치료를 중지하여야 하는데, 이렇게 되면 암세포는 다시 그 힘을 재생하여 결국은 도로아미타불이 되어 버리고 맙니다. 여기에서 "아무 성과도 없어 단순히 도로아미타불로 그치면 다행한 일이나, 암세포보다 힘이 약한 정상 세포는 훨씬 더 강력한 손상을 받았으므로 몸이 약해지고, 암에 대한 방어능도 현저하게 저하하고 방사선요법에서 살아남은 정상 세포에는 새로운 암이 발생하게 됩니다.

화학요법인 항암제를 사용한 경우에도, 그 메커니즘은 지금 설명한 방사선과 꼭 같으므로 그 결과는 같습니다.

즉 안트라사이클린계의 항암제(아드리아마이신이나 다우노마이신)라든가 블레로마이신계의 항암제는 사람이나 동물의 중추세포의 핵 속에 있는 DNA유전자(그림 1)까지 도달하여 거기에서 반응성이 큰 OH•를 발생시키므로 세포의 중추 중의 중추를 파괴하는 작용을 합니다. 따라서 이러한 종류의 항암제 치료는 방사선요법과 꼭 같은 폐해가 있습니다.

5. 방사선요법과 화학요법은 새로운 암을 발생시킨다

그런데 이와 같은 방사선이나 항암제에는 미처 생각하지 못한 또 하나의 함정이 있습니다. 원자폭탄의 방사선은 세포의 중추에 있는 핵의 DNA를 OH•로 용해시켜서 죽이지만, 그 밖에도 적은 분량이나 충분하지 못한 방사선(세포의 핵의 DNA가 용해되지 않을 정도의 분량)일 지라도 그것을 받은 세포는 비록 죽음은 모면할 수 있지만 DNA의 중 요한 유전자가 상처를 입은 채로 살아 남아 있다는 사실입니다.

따라서 방사선 치료에서 살아 남은 세포는 역시 DNA의 유전자에 상처를 입은 채로 살아 있다는 것입니다. 또 하나 중요한 것은 이때 정상 세포도 상당한 손상을 입기는 하지만 아직도 환자가 생존하고 있는 만큼 정상 세포도 방사선을 쪼여 핵의 DNA가 용해되기는 하였 으나 죽지는 않고 살아 있다는 사실입니다. 즉 방사선을 쪼이기는 하 였으나 죽지 않을 정도로 받았으므로 DNA의 유전자가 상처를 입은 채로 살아 남은 세포가 아직도 많다는 사실입니다. 이 유전자의 상처 는 기형이라든가 나아가서는 돌연변이를 가져옵니다. 그리고 이와 같 은 돌연변이의 발생은 다시 발암의 원인이 됩니다.

여러분, 원폭 투하 때 살아남은 폭심지(爆心地) 가까이에 있던 사 람들, 또는 원자로사고 당시에 그 주변지역에서 살아 남은 사람들은 어떻게 되었습니까? 지금의 설명으로 이해되었으리라고 믿습니다. 다만 이들은 피폭방사선량이 많지 않았던 탓으로 세포핵의 DNA가 용해되지 않아 죽음만은 면하였던 것입니다. 그러나 유전자가 상처를 입은 채로 살아 남은 탓에 기형·발암이 증가하여 현재 커다란 사회 문제, 정치문제화되어 있음을 잘 아실 것입니다.

방사선으로 혹은 블레오마이신이라든가 안트라사이클린계의 항암 제로 암 환자를 치료하면서 죽음까지는 가지 않을 정도의 양을 사용 하였더라도 환자 체내의 정상 세포는 바로 원폭 투하, 또는 원자로 사고로 살아 남은 사람들의 세포와 꼭 같은 형태가 됩니다.

여러분, 현대 서양의학에 의한 암치료는 온 힘을 기울여 암을 들 이치는 과정에서, 한편으로는 부지런히 새로운 암을 만들어가고 있습 니다. 지나치게 많은 분량의 방사선 치료나 항암제로 죽게 되는 것은 바라는 바가 아니나, 암을 치료하면서 새로운 암을 다시 발생시킨다는 것은 정말 무서운 함정이 아닐 수 없습니다. 암은 근치가 안 되고 사망률이 높은 질병으로서 다른 치료법이 없다고 보고 있기 때문에 "앞문에는 호랑이요(항암제·방사선의 분량이 많으면 그 부작용으로 사망), 뒷문에는 이리(적은 분량으로 말미암아 살아 남은 피폭된 정상 세포는 발암됨)"라고 할 치료가 허용되고 있습니다.

전문가가 아닌 여러분은 물론이요, 현장에서 일하고 계신 의사 여러분 가운데 대부분은 앞문의 호랑이에 관해서는 알고 계시리라 믿으나 뒷문에 이리가 도사리고 있다는 사실을 잘 모르면서 암 환자 치료와 검사에 1년에도 몇 번씩이나 방사선을 사용하는 분들이 많은 것 같습니다. 이렇게 생각하면 현대의학이란 까딱 잘못되면 정말 위험한 것이 됩니다.

내가 최근 진찰한 환자에 다음과 같은 흥미로운 예가 있습니다. 환자는 어엿한 큰 정형외과 병원을 경영하던 의사였습니다. 이 분은 몇십 년 동안 환자의 진찰이나 치료에 코발트방사선을 사용하여 온 탓으로 자신도 부지불식간에 방사선을 장기간 쪼였고 그 결과 방사선에 의한 발암메커니즘에 의하여 양쪽 손가락에 피부암이 발생하여 뼈에 전이되어 있었습니다. 약 5년 후에 오른손의 두번째 손가락만 남기고 전부 잃어버렸고 왼쪽 팔도 어깨까지 절단하였는데, 최근에는 쇄골(鎖骨)에서 어깨에 걸친 새로운 암이 전이 진행되고 있어 나의 병원을 찾기에 이르렀습니다.

수년 전까지만 하더라도 훌륭한 의사였던 품격과 권위가 그 용모에 남아 있었으나 증세는 보기에도 민망할 지경이었습니다. 이 환자는 방사선의 과도사용으로 피부암이 발생하여 점차 골전이(骨轉移)를 일으키고 있는 데도 불구하고 놀랍게도 그는 방사선치료를 하고 있었던 것입니다. 그것은 어처구니없게도 모 대학병원에서 그러한 치료를 거리낌 없이 하고 있었던 것입니다.

말하고자 하는 요점을 알고 계시리라고 믿습니다. 방사선으로 피부암을 일으켰는데, 그 치료에 방사선을 사용하여 또다시 새로운 피부암을 유발시켜 간다는 이 현실! '방사선·항암제는 암을 박멸하면서 새로운 암을 발생'시키고 있는 것입니다.

이 환자는 이러한 사실을 극명하게 알려주는 대표적 환자입니다. 이것이 현대의학의 한계이며 모순입니다. 현대 서양의학에서 허용되고 있는 치료방법은 피부암의 경우[5] 방사선요법밖에 없어 부득이하지만 생각해 보면 이 방법을 열심히 쓰고 있는 대학병원 선생님들에게는 대단히 실례된 일이나 바로 만화적(漫畵的) 치료라고 할 수밖에 없습니다.

1994년 9월의 《아사히신문》에 오사카(大阪)대학 외과의 후지모토(藤本) 강사가 약 800명의 위암수술 후의 환자를 십수 년 동안 추적조사한 결과, 항암제를 복용한 환자들이 복용시키지 않은 환자보다 훨씬 높은 비율로 새로운 암이 발생되어 있었다고 학회에 발표한 기사가 게재되어 있었습니다. 이분은 왜 항암제로 새로운 암이 발생하였느냐의 원인을 규명하는 이론이나 연구에는 언급이 없었으나, 이분의 임상보고는 "항암제는 암을 박멸하는 한편 새로운 암을 만들어 낸다"고 되풀이 경고하는 나의 과학적 논거를 실제로 환자의 추적데이터를 기초로 하여 여실히 증명한 것입니다.

이미 설명한 바와 같은 항암제·방사선에 따르는 함정에 관해서는 수년간에 걸친 건강강연이나 나의 저서에서 되풀이 경고하여 온 바 있는데, 최근에 와서야 후지모토 강사의 임상데이터가 신문에서 취급되었습니다. 또 이 책을 집필중인 1995년 4월 29일자 《아사히신문》에

---

5) 피부암은 유극(有棘)세포 암이라고 하여 항암제는 효력이 없고 방사선만이 유일한 요법이다.

는 항암제의 이와 같은 문제점이 보도되어 있었습니다.

즉 일본의 많은 의사들이 항암제로 사용하고, 특히 암 수술 후에 사용하고 있는 후르모우라실계 항암제는 일본의 거의 모든 큰 병원에서 재발방지용으로 으레 투약하는 약인데, 놀랍게도 몇 달 몇 년을 두고 계속해서 복용시키고 있습니다. 《아시히신문》의 보도는 위암수술 후 이 약을 투여받은 한 달 후에 간장기능 장해가 오자, 즉시 투약을 중지하였으나 극증간염(劇症肝炎)으로 사망하였다는 내용이었습니다.

이미 설명했듯이, 위암이나 직장암에 이 항암제가 아주 많이 사용되고 연간 약 30만 명의 환자가 이것을 복용하고 있으며 제약회사의 연간 매출액은 1,500억 엔에 이른다고 합니다. 근자에 이르러서야 내가 이미 설명한 바와 같이, 방사선이나 항암제는 암을 박멸하는 한편 새로운 암을 발생시키고, 나아가서는 싹쓸이 요법(Total Killing)으로 암세포보다도 먼저 정상 세포(《아사히신문》의 보도로는 간 세포)에 손상을 입힌다는 사실을 인식하게 된 것 같습니다.

나는 오랜 세월에 걸쳐서 항암제·방사선의 무서운 폐해에 대하여 경고하였으나 아무도 상대하여 주지 않던 터에 이제야 오사카대학 후지모토 강사나 《아사히신문》의 취재기사에 의해서 이와 같은 엄연한 사실이 보도되기에 이르렀습니다. 나는 아주 냉정하게 이러한 변화를 음미하면서 이 당연한 일이 어째서 이제야 겨우 문제되고 있는가 하고, 강한 의문과 의분(義憤)조차 느끼게 됩니다. 더욱이 과학적으로 생각해서, 또 상식으로 생각하더라도 초등학교의 아동들이 들어도 알 수 있는 토탈 킬링(Total Killing)의 방사선·항암제의 무서운 폐해가 지금까지 아무 거리낌 없이 통용되고 있는 과학성이 결여된 서양의학의 논리와 현실에, 그리고 또 약품 공해에 대한 의사·제약회사·일반 대중의 무관심을 보고는 "정말 어쩔 도리가 없구나!" 하고 개탄할 뿐입니다.

6. 유방보존요법의 함정

방사선요법·항암제의 사용과 더불어 손쉽게 이루어지고 있는 유방
보존법에 대하여 설명하겠습니다.

수십 년 전부터 간토(關東)지방의 어느 대학 계열의 병원 외과에서
유방수술을 할 때 집도의는 사전에 "유방을 남겨둔 채로 암 조직을
제거할 수 있는데 당신은 어떻게 하시겠습니까?"라고 수술 전에 환
자에게 확인 질문을 하고 유방을 보존하는 유방암 수술을 은근히 권
장하고 있습니다.

대부분의 여성은 이런 말을 들으면, 유방은 여성의 심벌이므로 반
색하면서 유방보존이 된다는 유방암 수술에 동의합니다. 사실 이것은
여성심리를 교묘히 이용한 아주 매력적인 권유입니다.

이 요법은 딱딱한 암 조직을 절제한 후 연한 유방을 잘라내지 않
고 남겨놓은 채로 봉합하는 수술인데 당연히 남겨진 연한 정상유방
속에는 (절제된)딱딱한 주위의 암세포가 침윤(侵潤) 혼입(混入)하여
있을 가능성이 매우 높으므로 그대로 봉합하여 버리면 남은 조직에
혼입하여 있던 암세포가 크게 되어 '반드시'라고 단언해도 좋을 정도
로 유방암은 재발됩니다.

집도의는 이러한 사실을 충분히 알고 있으므로 보존하려고 남겨놓
은 유방 속에 혼입된 암세포를 박멸하기 위하여 연한 정상유방에 강
력한 방사선을 조사(照射)합니다. 이것이 바로 내가 말하고자 하는
함정입니다.

아무리 강력한 방사선이라고 하지만 정상조직을 죽여버릴 정도로

강력하면 큰일이므로 유방의 정상 세포가 죽지 않을 정도의 방사선을 쪼이게 됩니다. 따라서 앞에서 설명한 바와 같이 방사선을 받은 정상 세포는 방사선에 의한 상처를 DNA의 유전자에 남겨둔 채로 살아 남아 있다가 그것이 돌연변이의 원인이 되어 새로운 암의 발생으로 나타나거나 유방암이 재발됩니다.

유방을 남겨둔 채로 하는 유방암 수술은 여성에게는 매우 매력적이어서 상당수의 환자가 이 수술을 선택합니다. 그런데 나의 병원에는 항상 수백 명의 유방암 환자가 찾아오는데 개중에는 유방암의 재발로 찾아오는 사람들이 많습니다. 그 가운데서도 유방을 보존하는 수술을 받은 분들이 상당히 많습니다. 물론 여성의 심볼일는지는 모르겠습니다만 방사선이나 항암제의 진정한 과학적 두려움의 근거를 모르고 있는 사람이나 환자께서는 대부분의 의사가 선호하는 이와 같은 유방보존요법의 진정한 무서움을 비로소 이해하였으리라 믿습니다.

여러분이 이 책을 읽음으로써, 아름다운 외양보다는 생명을 지킨다는 사실이 얼마나 소중한가를 인식하여야 합니다. 그리하여 방사선이나 항암제의 작용이 어떠한 것인가를 진실되게 이해하시고 암에 대한 올바른 지식을 지니시기를 바랍니다.

7. 무의미한 항암제가 왜 함부로 인가되는가

일부 격리된 부위의 초기 암을 제외하고는 암 환자의 대부분은 항암제의 연속 사용으로 고통을 받으면서 사망하고 있음에도 불구하고, 암의 새로운 치료약이 함부로 자주 인가되고 있습니다. 더욱이 암(치료)학회에서 발표하는 암의 치료 효과는 대단히 좋다면서 여러분에게 장밋빛 희망을 안겨주고 있는데, 극단적 경우에는 그 진상을 이해하

고 있지 못한 일부 언론인들은 암은 바야흐로 정복될 수 있는 질병
이라고까지 무책임하게 보도하고 있습니다.

아무런 전문지식을 갖고 있지 못한 여러분들은 그러한 보도를 액
면 그대로 믿어 버리지만 현재 암치료학회에서 정한 바 있는 "어떤
약이 암에 효과가 있었다 / 없었다" 또는 "치료에 성공하였다 / 성공
하지 못했다"라는 판정기준에 관하여 간단히 설명하겠습니다. 가장
좋은 효과가 있었다라고 하는 '저효(著效)'라는 판정은 어떤 항암제나
방사선요법을 사용하여 암의 크기[6]가 모두 소멸하고 그 소멸기간이
4주 이상이 되었을 경우를 가리킵니다. 또한 "유효라는 판정은 종양
의 크기가 50퍼센트 이상 소멸하고 그것이 4주 이상 계속되어야 한
다는 규정입니다.

이것이 괴상한 정의라고 생각되지 않습니까? 어딘가 잘못되어 있
다는 생각이 들 것입니다. 다음에 설명할 내가 개발한 천연 제암제
(制癌劑) BG-104 등은 그것이 화학약품이 아니므로 환자에게 복용시
켜서 이내 효과가 나타나는 것이 아니고 복용해서 3주 또는 4주 후
에 조금씩 효과를 보이기 시작합니다. BG-104는 1~2개월 후에 상
당한 성과를 보이는데, 독한 화학약품과는 다르므로 4주나 5주 정도
의 경과로 종양이 절반으로 줄어든다거나 하는 일은 거의 불가능합
니다. 다만 종양이 그 이상으로 더 커지지 않는다든지 혹은 종양이
몇 달 후에 서서히 작아지거나 일부 환자에게서는 소멸되는 경우도
있습니다. 그리고 BG-104를 복용한 모든 환자에게 말할 수 있는 점
은 실제로 부작용으로 인한 고통을 받는 일이 없습니다[7].

한편, 독한 화학약품이나 방사선이라면 극히 짧은 기간에 종양의

---

6) 이것은 엑스레이를 비롯하여 최근 개발되어 널리 쓰이고 있는 CT 또는 MRI에
　의해 암의 크기 측정이 가능함.
7) 많은 말기암 환자가 나의 병원에서 임종을 맞지만 그들 거의가 말기암의 특유한
　격심한 고통을 겪지 않고 평안히 임종을 맞음.

크기가 50퍼센트 정도로 축소되는 것은 비교적 용이합니다. 다만 치료를 중단하면 반드시 암은 다시 커지게 마련이고, 또 독한 항암제를 반복하여 사용하는 동안에 많은 환자는 엄습하는 고통을 못 이기고 죽어갑니다. 종양의 크기가 겨우 4주간에 걸쳐서 작아졌다는 사실은 바람직한 일이지만, 중요한 점은 그 후가 어떻게 되느냐 하는 문제입니다. 대부분의 환자는 이루 형용할 수 없는 고통으로 결국에는 기진하여 운명하게 됩니다.

여러분, 나에게는 이 암 치료학회의 판정기준은 바로 부작용이 강한 오늘날의 항암제나 방사선요법의 무서운 정체를 그대로 반영하고 있는 듯하여 더욱 안타깝습니다.

2

꼭 피해야 할
치료법과 검사

1. 전이암은 수술하면 안 된다

사람의 신체에는 곰팡이나 바이러스 같은 외적(外敵), 이물질이 체내에 침입하여 왔을 때 그런 것들을 먹어버린다든지 녹여버리는 방어작용이 있습니다. 암에 대하여서도 마찬가지로 방어기구가 작동합니다. 그러나 암세포는 아주 강력하고 그 수도 기하급수로 증가하기 때문에 방어세포(주로 Killer T Cell)마저도 이에 대항할 수 없게 되어 끝내는 생체가 암에 의하여 점령되고 맙니다.

그러나 생체 내의 이 방어기구가 선천적으로 강한 환자가 있고, 특히 나의 천연제암제(天然制癌劑) BG-104 등은 이 방어세포의 작용을 매우 강력하게 높여주는 것이므로 내복(內服)하는 것만으로도 무서운 항암제나 방사선 등을 쓰지 않아도 상당기간 비교적 건강하게 살아가는 사람이 있습니다. 사람에게는 많든 적든 암에 대한 방어작용이 있다는 사실을 잘 기억하기 바랍니다.

나는 암 환자에게 암의 원발소(原發巢, 처음에 나타난 암의 병소)에 대하여서는 수술하도록 언제나 권장하고 있습니다. 그러나 초기의 원발소에서 다른 장기(臟器)에 전이·재발하였을 경우에는 절대로 따라가면서 수술하지 말라고 지시합니다. 그 이유는 엑스레이나 CT, MRI로서 커다란 전이소가 발견되고 그래서 대개의 경우 수술하게 되는데, 큰 전이소가 어느 한 장기에 보일 때에는 이미 눈에 보이지 않는 무수한 암이 그 밖의 장기나 조직에도 이미 전이되어 있으며, 다만 그것이 눈에 보일 정도로 성장하고 있지 않기 때문에 사진이나, CT, MRI에 나타나지 않을 뿐입니다. 그러한 기계에 잡히지 않는 극히 미세한 암이 수없이 전신에 퍼져 있다는 것을 확실히 인식하여야 합니다.

따라서 엄밀하게 하나하나의 전이소를 찾아내어 뒤따라가면서 수술을 한다면 온몸의 장기를 모두 절제하지 않으면 안 됩니다. 그리고 또 한 가지는 내장인 폐·장·위·간 등의 수술은 대수술이므로, 수술 전후 몇 주 동안은 제대로 먹지도 못할 뿐 아니라 대량 출혈로 체력이 현저하게 떨어지므로 암에 대한 방어 세포의 힘도 동시에 크게 떨어지게 됩니다. 이렇게 되면 결국에는 암세포는 한층 더 자유롭게 체내에서 맹위를 떨치면서 증가해 나가게 됩니다.

텔레비전의 사회자였던 이츠미 마사다카(逸見政孝) 씨의 수술을 담당했던 의사한테나 그 기사를 쓴 기자한테는 매우 미안한 이야기지만, 장 전체에 전이되어 있던 암을 제거하기 위해 장을 절개해놓고 수술한 것은 아주 무모한 일이었습니다. 이츠미 씨는 그 대수술로 대량 출혈과 아울러 식사 섭취의 저하를 초래하고 말았습니다. 만약, 그가 그러한 대수술을 하지 않았더라면 적어도 반년이나 1년은 생명을 연장하였을 것입니다.

전이한 어려운 암을 수술한 명의(名醫)의 그 탁월한 기술에는 나 역시 경의를 표하는 데 인색하지 않으나, 명의든 누구든 수술에 의한 대량 출혈과 수술을 받은 환자의 체력저하는 누가 수술을 하든 당연히 예측되는 일입니다. 집도의의 기술을 택하느니 환자의 생명이 그 얼마나 소중한가에 치료법과 검사의 주안점을 두어야 하며 여생의 귀중함(QOL : Quality of Life, 여생을 어떻게 고통없이 지내게 하느냐의 문제)을 택하여야 합니다.

2. 말기암 환자를 조직검사하면 안 된다

여러 장기에 전이되어 쇠약해진 말기암 환자를, 특히 큰 병원 같은 데에서는 여러 차례 채혈(採血)하고 또 여러 번에 걸쳐 CT나 MRI촬영을 받게 하는 일이 많습니다. 심하게는 간장이나 신장 혹은 어떤 조직의 일부를 메스로 떼어내어 검사하는 경우도 있습니다. 얼마 살지도 못할 쇠약할 대로 쇠약해진 환자의 혈액을 채취하고, 고통을 주는 검사를 거듭함으로써 견딜 수 없는 고통을 주면서 그러한 검사를 한 결과, 가령 어떤 결과가 나타났다고 해서 무엇이 어떻게 된다는 것입니까? 말기암으로 120퍼센트 쇠약해져 있는 것이 사실인데 검사결과로 악화된 원인을 찾아냈다고 해서 그 환자에게 도대체 무엇을 어떻게 하겠다는 것입니까?

현대의학의 유일한 치료방법이란 다음 항에서 강력하게 경고하고자 합니다만, 쇠약할 대로 쇠약해진 환자에게 무서운 독가스라고도 할 수 있는 항암제 주사를 놓아주고 2~3개월 동안 지옥과 같은 고통을 겪게 하면서 목숨을 끌게 하다가 마침내는 저 세상으로 보내는 결과밖에 없습니다. 쇠약해진 환자에게 고통만 주는 검사를 거쳐 "당신의 검사결과는 이러이러하게 나빴습니다"라는 통고가 고작입니다.

나는 이러한 환자의 가족으로부터 상담을 받는 일이 흔합니다. 나의 대답은 언제나 "치료와 무관한 검사를 받지 마십시오. 다만, 비록 고통스러운 검사겠지만 그 결과로서 이러이러한 좋은 치료법이 있다는 희망을 가질 수 있는 검사라면 부디 받아보십시오"라고 설명해 줍니다.

사실은 CT나 위투시는 1회의 검사로 150일, 1년 반의 수명이 단축됩니다. 거듭하는 CT나 위투시로 쪼이는 방사선은 얼마 남지 않은 목숨을 겨우 유지하고 있는 말기암 환자의 중요한 세포핵의 DNA를 파괴하고 저 세상으로 가는 길을 한층 더 재촉하는 것뿐입니다. CT나 위투시로 대량의 방사선을 받은 환자의 정상 세포는 세포의 유전자의 손상으로 말미암아 또다른 암화(癌化)의 길로 질주하는 결과가 됩니다.

기진맥진해 있는 말기암 환자에게 또다시 새로운 고통을 주면서 몸에 좋지 않은 검사결과로 "○○에 또 암이 전이되어서……"라는 말을 해주었다고 해서 과연 무엇이 어떻게 달라질 것입니까? 쇠약해진 환자에게 무서운 항암제의 주사를 다시 놓는다는 것은 11년 전에 나의 사랑하는 자식에게 견딜 수 없는 고통을 주면서 죽음에 이르게 한 것과 꼭 같은 일입니다. 쇠약해진 환자로부터 채혈을 거듭하고, 고통이 따르는 조직검사를 거듭하는 병원을 볼 때마다 나는 의분을 느끼곤 합니다.

3. 탈진한 말기암 환자에게 항암제 주사를 계속해서는 안 된다

다시 되풀이하는 것 같아서 미안하지만 의학적으로 보아 120퍼센트 살아날 가능성이 없는 쇠약해진 말기암 환자에게 부작용이 강한 항암제를 거듭하여 주사하는 일은 꼭 그만 두십시오. 탈진한 환자를 독한 항암제로 더 쇠잔시켜서 죽음의 길로 모는 일입니다.

큰 병원에서 흔히 볼 수 있는 말기암 환자에 대한 독한 항암제 주사로 1~2개월 연명은 되겠지만, 절망적 고통 속에서 좀더 산다고 하여 무엇이 어떻게 된다는 것입니까. 흔히 환자의 가족이 "우리 양반(암 환자)이 다시 마커[8]가 상승했다면서 녹초가 돼 있는 데도 주치의는 항암제 주사를 놓겠다고 하니 니와 선생님, 어떻게 하면 좋을까요"라고 상담해 오는 일이 있습니다. 마커가 높다는 것은 가까운 장래에 죽음에 이른다는 뜻입니다.

---

8) 특정 암이 나빠졌을 때, 혈액검사에서 높아진 특정 검사치(値) ― 역자.

그러나 마커를 따라가면서 오로지 마커를 떨어뜨리는 데만 골몰하여 항암제로 마커를 낮추면 지옥 같은 고통 속에서 환자는 끝내 목숨을 잃는데, 그렇게 하여 무엇하겠습니까? 말기암 환자의 마커 상승은 당연한 일이며, 그것이 내려가는 것이 좋은 일임에는 틀림없지만 초기나 중기라면 몰라도 (이때라도 저라면 하지 않습니다) 120퍼센트 죽음이 임박하여 살아날 가망이 없는 말기 환자에게 마커가 떨어질 정도로 항암제를 주사한다면 마커가 떨어짐과 동시에, 아니 그것보다도 먼저 목숨이 끊어진다는 것은 불을 보듯이 명백한 일입니다.

쇠약해질 대로 쇠약한 말기암 환자에게(환자가 불쌍하고 가엾어서 손을 모아 신불(神佛)에게 기도 드려주고 싶을 정도로 쇠약해진 환자에게) 검사치가 나쁘다고 하여 이래도냐, 이래도냐 하면서 마커 내리기에 골몰하여 항암제 주사를 거듭하는데, 이것은 정말 "미쳤어! 제 정신이 있느냐?"라고 외치고 싶습니다.

최근 자연 지향의 환자 또는 항암제나 방사선의 두려움 등에 관하여 나의 저서를 읽고 그에 공감하여 상담차 찾아오는 환자의 가족이 상당히 많습니다. 그러한 환자나 가족의 고민은, "이제 항암제로 이 이상 고통을 받기는 지긋지긋하지만 큰 병원에 입원해 있지 않으면 영양제 주사나 검사를 받을 수 없게 될 뿐 아니라, 말기가 되어 고통이 심하게 된다든지 호흡이 곤란해질 때 집에서는 어쩔 도리가 없으므로 병원에 맡겨놓고 싶습니다. 그런데 주치의가 새로운 항암제를 놓겠다고 하기에 그에 동의하지 않자, 내 말을 안 들으려면 퇴원하라고 하니, 이를 어쩝니까?" 라며 나에게 매달리곤 합니다.

어떤 환자나 가족은 항암제를 더 주사하겠다는 주치의에게, "이 항암제를 맞고 고통을 견디면서 앞으로 얼마나 더 살 수 있겠습니까?" 라고 물으니, "신(神)이 아닌 내가 그런 것을 어떻게 알 수 있단 말입니까? 그런 것에 대답할 수 있는 의사는 돌팔이예요!"라는 한마디로

거절당했다고 한탄하는 것이었습니다.

또, 어떤 사람은 주치의에게, "이렇게 고통스러운 항암제를 선생님은 어떤 비전(Vision)이나 목적으로 주사하십니까?"라고 물었더니, 그 선생님은 "연명하기 위하여 놓는 것이다. 목숨을 끌어 오래 사는 것이 좋지 않은가"라고 대답하더라는 것이었습니다.

이러한 일들은 암에 걸린 환자나 그 가족들, 또는 과거에 암으로 그 처참함을 몸소 겪은 분들은 이러한 일을 한두 번은 겪었으리라고 생각합니다. 다시 한번 결론을 말씀드리겠습니다. 독자 여러분! 환자 여러분! 또 그 가족 여러분! 귀중한 생명을 연명시킨다는 것은 중요한 일입니다. 그러나 되풀이 말하지만, 내 자식이 백혈병으로 항암제의 지옥 같은 고통을 받으면서 겨우 수개월 연명한 바와 같은 처참한 연명을 겪기보다는 차라리 안락하게 죽는 편이 낫습니다.

가장 중요한 일은, 의학적으로 보아서 생명을 도저히 구할 수 없는(병이 낫지 않고 머지 않아 죽는다는 것이 명백한) 환자라면 고통 속에서 연명한들 아무 소용이 없다는 사실입니다. 나는 첫번째로 예시한 '항암제 주사를 맞지 않겠다면 이 병원을 나가 달라'는 강압적인 의사에게는 분노마저 느낍니다. 이러한 경우에 나는 환자 가족에게 이렇게 말해 줍니다. "선생님, 그렇다면 말씀대로 새로운 항암제 주사를 놓도록 합시다. 그 대신 여기에 이 항암제를 맞으면 반드시 고통없이 1년이나 2년은 연명할 수 있다라고 적어주십시오"라고 말씀해 보십시오.

그러면 주치의는 절대로 각서를 쓰지 않을 것입니다. "그것을 못 쓰시겠다면 항암제 주사는 놓지 않도록 해주십시오"라고 의사에게 대응하는 방법을 가르쳐 주었습니다. "그런 것을 신(神)이 아닌 내가 어떻게 압니까……"라고 말한 또 한사람의 의사는 아주 머리가 좋고 그럴 듯한 방법으로 언질을 잡히지 않았다고 생각합니다. 이 의사는

항암제 주사를 놓아도 멀지 않아 고통을 받으면서 죽을 것이라는 사
실을 알고 있으므로 그렇게 말을 피한 것입니다.

4. '꿈의 신약' 이라는 꼬임에 빠져서는 안 된다

여기에서 또 하나 암 환자 가족 여러분이 실제로 맞닥뜨리게 될
미혹(迷惑)이 있어 주의와 충고를 하고자 합니다. 이것은 내가 가장
사랑하던 자식을 백혈병으로 고생고생 시키면서 생지옥 같은 고통
속에서 저승으로 보낸 아비로서, 더욱이 30여 년 동안의 임상의(臨床
醫) 근무에서 얻은 귀중한 체험에서 말씀드리는 것입니다.

이러한 경우가 흔히 있습니다. 말기에 가까운 암 환자의 가족에게
앞에서 이야기한 바와 같은 주치의의 강압적 태도가 아니라, 마치 가
족의 의견을 존중하는 듯한 태도로 다음과 같은 선택을 요구하여 오
는 일이 있습니다.

"최근 암에 잘 듣는 효과 높은 신약이 나왔습니다. 자제분은 지금
이대로의 치료법(물론 방사선치료·항암제를 의미함)으로는 100퍼센트
회생할 가망이 없습니다. 이 신약을 쓰더라도 살아날 수 있을지는 모
르겠지만 상당히 좋은 신약이라고 듣고 있으니 한번 써보시지 않으
시렵니까?"

이러한 경우 이 신약이라는 것이 현대 의학의 능력이나 상황으로
보아 부작용이 없는 묘약(妙藥)이라고는 도저히 생각할 수 없습니다.
지금의 무서운 항암제와 동등하거나 또는 더욱더 정상 세포를 강력
하게 죽여버리는 새로운 무서운 항암제를 의미합니다. 인체 속에서
정상 세포를 죽이지 않고 정상 세포보다도 몇십 배나 강한 암세포만
을 박멸하는 부작용이 없고 효과가 좋은 '꿈의 신약'은 여기저기에 흔

하게 있는 것이 아닙니다. 만약, 그러한 약이 정말 있다면 그것은 노벨상을 서너 개나 받을 만한 일입니다. 의학의 세계는 그렇게 달콤하고 손쉬운 것이 절대로 아닙니다.

이야기는 다소 다르지만, 앞에서 주의하라고 말씀드린 전이암(轉移癌)은 수술을 해도 아무 효과가 없는 것은 사실이나, 작은 개인병원에서 옮겨온 환자가 대학병원의 의사로부터 "새로운 전이소가 발견되었으니 수술합시다"라는 권유를 받으면 '권위로 가득찬 상아탑'의 매력에 이끌려서, 저도 모르게 장밋빛의 허무한 희망에 자제력을 잃고 그에 응하여 체력의 격감과 암의 진행을 촉진시킬 고통스러운 재수술을 받게 되기 쉽습니다.

일반적으로 작은 의원이나 진료소로부터 큰 병원, 더욱이 대학병원 등으로 환자가 이송되었을 때에는 대개 증상이 악화돼 있어서 부작용이 강한 약을 사용한다고 보아야 하는데, 현대의학을 과대평가하는 나머지 "작은 진료소나 의원에서는 고칠 수 없겠지만 이렇게 큰 대학병원에 왔으니 목숨 하나는 건질 수 있겠지"라는 믿음으로 얼결에 독한 신약치료를 받게 됩니다.

류마티스 등의 질병은 거의 생명에는 관계가 없습니다. 그러나 생명을 빼앗는 홍반성낭창(紅斑性狼瘡, SLE)이라든가, 결절성동맥주위염(結節性動脈周圍炎)이라든가, 악명 높은 스테로이드를 사용하지 않으면 생명을 빼앗기는 무서운 교원병(膠原病)이 있습니다. 최근 이 교원병에는 펄스요법 또는 면역요법이라는 치료법을 시행하고 있습니다.

전문가가 아닌 독자에게는 그럴 듯하게 들리어 "무언가 희망을 걸 만한 새로운 치료법이라도 나왔나……" 하는 착각을 갖기 쉬운 유혹을 느끼게 하는 이름의 치료법입니다. 펄스요법이란 예컨대, 스테로이드를 하루에 2알 이상 장기 복용하는 것만으로도 당뇨병·고혈압이 생길 뿐만 아니라, 근육·뼈 등이 푸석푸석해지는 무서운 약제인데 80정 분량의 스테로이드를 점적(點滴)하는 치료법입니다. 면역요법이란 중태의 교원병 환자에게 스테로이드를 장기·대량 투여한 결과 증상이 최저 최악상태에 빠져 있는 상태에서 다시 항암제를 병용하는 치료법입니다. 그러므로 그 악영향은 이루 말할 수 없습니다. 고베(神戶)대학과 성마리안느의과대학에서는 이 치료법 직후에 환자가 사망한 탓으로 재판소동이 벌어지고 있습니다.

요컨대, '펄스요법'이라든가 '면역요법' 또는 '코발트요법' 등은 문외한인 여러분의 귀에는 신기한 치료법인 양 들리겠지만, 전문가인 의사의 눈에는 당치도 않은 무서운 '스테로이드의 대량요법' '스테로이드의 투여로도 모자라서 대량의 항암제'에 다시 '소형 원자폭탄'을 던지는 것과 같은 치료법입니다. 다시 되풀이합니다마는 현대의학은 그렇게 장밋빛으로 가득한 만능치료방법을 지니고 있지 않습니다.

그러나 절망에 빠져 있는 사람에게 이와 같은 권유는 물리칠 수 없는 매력이라 그 가족이라면 누구나 '육친의 기적'을 바라지 않는 사람은 없을 것이므로 거의가 그러한 권유에 응하기 마련입니다. 의학적 소양이 없는 분일 경우, 자식은 암의 말기가 되어 식사도 못하여 쇠진할 대로 쇠진해 있는 데다가 무서운 고통에 시달리고 있는 모습을 보고는 '이제 다 됐구나' 하고 내심 체념하면서도 대학병원의 훌륭한 건물과 하얀 가운을 걸친 의사를 보면 '어쩌면 우리 아이의 (말기) 암을 기어코 고쳐주겠지'라는 가냘픈 기대를 갖게 됩니다. 난치병으로 생사기로에 선 환자의 가족이란 현대의학의 한계를 알 턱이 없으므로 근거 없는 장밋빛 기대를 갖게 마련입니다. 부끄러운 고백이지만 나 같은 전문가마저 내 자식의 죽음이 2~3개월 후로 임박하여 이제는 죽음밖에 없다는 것이 확실시되고 항암제로 고통을 받기 시작하였을 때에도 '역시 어떤 고통이 따르는 약이더라도 살아나기만

한다면 한번 시도해 보자'는 마음의 함정이 있었습니다.

말기암 환자의 가족 여러분 ! 그 당시의 나도 그랬거니와, 말기암 환자의 가족 여러분께서도 육친의 죽음이 임박하였을 때, '무슨 수를 써서라도 고통없이 죽을 수 있게 해주자'라는 강한 희망과, '이제는 틀렸지만 어떻게 해서라도 살릴 수 있는 기적은 없을까'라는 절실한 기구, 이 두 가지 소원으로 말미암아 항상 마음이 흔들립니다.

신약(新藥)이라는 것의 실태와 부작용 및 그 한계는 주치의 자신이 가장 잘 알고 있을 것입니다. 끝장에 와서 사랑하는 자식이, 또는 육친이 죽음이 임박하여 고통으로 허덕이고 있는 판에 '내 자식의 고통을 다소라도 덜어주고 싶다' 또는 '어떻게든지 살려주고 싶다'라는 두 가지 생각으로 갈팡질팡하는 가족의 마음을 외면하고 오로지 (무서운) 신약의 효력만을 시험해서 이에 관한 데이터를 발표함으로써 자기의 의학적 실적으로 삼고자 하는 사람이 있다면, 그러한 의사는 종당은 편안한 죽음을 맞이하지 못할 것입니다. 나 역시 13년 전에 이 문제로 얼마나 고뇌했는지 모릅니다. 말기암 환자의 가족께서는 부디 현대의료의 한계를 똑똑히 인식하고 나의 이 충고를 명심하기 바랍니다.

5. 항암제 치료만 교육 받은 대학병원 의사들

나는 현재 일본 전국 9개소의 병원 또는 진료소에서 월 1회(그 중에는 2회 하는 곳도 있음) 암 환자·교원병 환자·중증 아토피 환자를 진찰하고 2~3개 병원에 내가 진찰한 환자를 입원시키고 있습니다. 이러한 병원의 선생님들은 모두 나의 자연회귀의 니와요법(丹羽療法)을 이해하여 주고 또한 함께 협력하여 치료해 주시는 분들입니다. 내

가 맡긴 암 환자가 입원해 있는 병원에 야간당직으로 대학에서 파견
된 의사는 나의 진료기록을 보고 "뭐야, 이 의사는 항암제 사용방법
도 모르고 있나?" 하면서 간호사나 환자에게 투덜댄다는 것입니다.

　대학의 의학 교육에서는 암 치료에 항암제나 방사선요법밖에 가르
쳐 주지 않습니다. 따라서 고통으로 죽든, 지쳐 죽든 간에 교과서에
는 "항암제의 부작용은 절대(絶大)하다"라고만 적혀 있으므로 그것을
사용하는 의사들은 아무런 양심의 가책을 느끼지 않는 것 같습니다.
현대의학교육에서는 암은 그 태반이 사망하며, 또 항암제로 고통을
받다가 죽는 것이 당연하다는 것입니다. 몇 번이나 언급하지만, 11
년 전에 내 자식이 고통으로 뒹구는 모습을 보고, 또 많은 말기암 환
자들의 모습을 보고 나는 분기(奮起)하여 집념으로 부작용이 없는 천
연생약의 활성화 방법을 고안해 내는 한편, 그 밖의 자연회귀의 니와
요법을 개발하기에 이르렀습니다. 현대 의학에서는 이러한 나의 방향
이 비정상인 것이고, 대학병원을 비롯한 현대 의학의 교육을 받은 의
사들이야말로 정상이라고 보는 것입니다. 그러나 생명의 존귀함과 피
가 흐르고 있는 사람이 생명을 연장한다는 것의 참다운 뜻, 한 걸음
더 나아가서는 정말 우수한 천연치료방법의 참뜻을 알았을 때, '정상
적인 나를 도리어 비정상으로 보는 현대 의학'에 커다란 의문을 던지
는 것은 비단 나 한 사람만이 아니라고 믿습니다.

6. 천연생약 BG-104는 말기암의 고통을 덜어준다

　제 6 장에서 BG-104의 효과와 그 약리(藥理)·생화학적 메커니즘
등에 관하여 상세히 설명하겠지만, 천연원료를 사용하여 개발한 제암
제 BG-104를 복용하면, 설령 엑스레이 사진이나 CT로서 암이 점차

커지고 혈액검사·마커 등도 상승하여 의학적으로는 완전히 절망적이라고 제쳐놓은 환자일지라도 식사를 할 수 있게 되고 웃는 얼굴로 쾌활한 생활을 하게 됩니다. 모두들 한결같이 독한 항암제를 매일 투여받은 탓에 묘지에서 나온 사람들처럼 흑갈색 얼굴빛에 살아 있는 송장 같은 얼굴에서 건강인과 다름없는 얼굴로 바뀌고 있습니다. 나는 이러한 치료야말로 막연히 연명만 시키는 것이 아니라 여생을 고통없이 행복하게 사느냐 하는 '인생의 질'을 함께 생각하는 치료법이며, 말기암 환자의 여생에 올바른 의미를 주는 것이라고 믿습니다.

3 암 발생의 메커니즘과
그 예방을 위한
일상적 주의점

일부 암을 제외하고는 오늘날의 싹쓸이(Total Killing) 치료법에 의존하는 서양의학에서는 "암이란 낫지 않는다, 걸리면 심각하다"라고 마음을 정리하여 둘 필요가 있습니다(물론 다음에 설명할 나의 BG-104와 같은 천연생약을 활성화시켜서 부작용 없는 제암작용을 꽤 발휘하는 약이 개발되어 있지만). 그러므로 이제는 암에 걸리지 않게 하는 길 외에는 방법이 없습니다. 그래서 '암에 걸리지 않게 하기 위해서는 어떻게 하면 좋은가'에 관한 대체적인 문제점을 설명하겠습니다.

1. 암의 조기발견은 과연 암 사망률 저하에 도움이 되고 있는가?

(1) 암 조기발견의 공허성

최근 성인병 검진이나 인간독크에서 흔히 위투시(胃透視)를 함으로써 위암의 조기발견에 노력하고 있습니다. 현재 성인병 검진, 인간독크에서 위 엑스레이 촬영을 할 때, 이에 찬성하는 학자의 유일한 논거는 '위암 조기발견에 의한 일본인의 위암사망률 저하'라는 것입니다. 확실히 암의 조기발견은 중요한 것이기는 하지만 다음과 같은 함정이 있다는 사실도 고려해야 합니다.

우선, 지금 내가 연구하고 있는 쥐의 발암실험 결과와 암학회에서 현재 활약중인 조오린(杏林)대학 병리학교실의 가네다케 아사하루(金武朝春) 선생의 많은 시사성(示唆性) 높은 동물실험 이야기를 소개하겠습니다.

최근에 와서는 실험의학도 크게 발달하여 위암이 발생하기 쉬운 쥐나 유방암이 발생하기 쉬운 쥐 등을 순종(純種)으로 많이 번식시킬 수 있어 나의 연구소에서도 이와 같은 자연발생암 쥐를 많이 사용함으로써 여러 가지 연구에 큰 도움을 받고 있습니다. 이러한 쥐에 개개의 발암물질을 복용시키거나 발라서(塗布) 원하는 암을 갖는 쥐를 만들 수가 있는데, 발암물로 자극을 반복해서 자연스럽게 암을 발생시키는 데에는 약 1년의 세월이 필요합니다.

이와 같이 하여 생기는 암을 '자연발생암(自然發生癌)'이라고 하며 이것은 인간에게 암이 발생하는 경우와 동일한 패턴입니다(인간에게 생기는 암도 '자연발생암'입니다). 그런데 이러한 쥐에 겨우 암이 생겼을 때에는, 아다시피 그것이 암이므로 그 쥐는 금방 죽어버리거나 혹은 실험하기 위하여 죽이게 되니, 다시 다른 쥐를 처음부터 또 1년이 걸려서 '암쥐'를 만들어내야 하므로 대단한 노력과 시간이 필요합니다. 이 사실은 암의 동물실험 결과가 나올 때까지는, 혹은 실험을 시작하는 데에는 1년이라는 세월을 기다리지 않으면 안 된다는 것을 의미합니다.

그래서 좀더 빠르고 간단하게 암동물의 모델을 만들려면 암을 가진 한 마리의 쥐의 암조직을 조금씩 잘라서 몇백 마리의 정상적 쥐에 심어 줍니다. 이 방법으로는 빠르면 4~5주 늦어도 십여 주면 몇백 마리의 암쥐를 얻을 수 있습니다. 이러한 방법으로 생긴 암을 '이식암(移植癌)'이라고 합니다.

여기서 앞의 가네다케 선생의 실험담은 많은 시사점을 주는데, 이와 같이 단기간에 손쉽게 만들어진 이식암의 쥐를 사용한 여러 가지 실험, 그 중에서 예를 들어 암에 대한 제암제의 효과테스트는 전혀 인간의 실제 암에 적용할 수 없으며 무의미하다는 것입니다. 이와 같이 하여 만들어진 이식암을 가진 동물에게는 결코 전이소가 보이지 않기 때문입니다. (인간의 실제 암과 다른) 전이소가 없는 쥐에 어떤 암약제를 테스트하여 모종의 효과가 있었다고 하더라도 사람의 암에

대한 효과에는 아무런 참고가 되지 않는다는 것입니다. 이 사실을 증
명하듯이, 작년에 도쿄의과대학 치과학과의 어떤 선생이 암학회(癌學
會)에서 "오늘날의 암의 동물실험 결과에서 얻은 데이터는 전혀 믿을
수 없을 뿐 아니라 아무 의미가 없다"라고 발표한 기사가 《아사히신
문》에 게재되어 있었습니다. 이분의 발표는 바로 가네다케 선생의
말씀을 여실히 증명하는 것입니다.

　또 하나 가네다케 선생의 말씀 가운데에서 중요한 점은 1년이나
걸려서 성립하는(인간의 경우도 마찬가지이지만) 자연발생암의 실험에
서, 가령 위암쥐를 만들었을 때, 1년 좀 모자라서(11개월 정도에서)
그 쥐를 해부해 보면 위에는 물론 암이 생겨 있지만 간장·신장·췌장·
폐·뇌 등 모든 조직과 장기를 조금씩 잘라서 현미경으로 검사하여 보
면 이미 어느 장기엔가 암이 전이되어 있음을 증명할 수 있다는 것입
니다.

　요컨대, 인간에게 발생하는 자연발생암은 암의 자연발생과 더불어
여기저기에 전이하면서 진행되는 것입니다. 이것은 매우 충격적이며
또한 중요한 이야기입니다. 그러므로 실제로 우리들이 아주 초기 암
을 수술하였을 때 전이된 곳이 없었다 하더라도 육안으로 본 범위
내에서 전이소가 발견되지 않았을 뿐, 몸 속 어디엔가에는 전이소가
존재하고 있으며 혹은 지금 자라고 있다고 보아야 합니다. 따라서 위
험을 무릅쓰고 한 번 촬영에 1년 반씩이나 목숨을 줄여가는 위투시
를 매년 해서 위암을 조기발견했다 해도 슬프게도 이미 몸 어디엔
가에는 암은 전이하여 있다는 것입니다.

(2) 위투시 한 번에 약 1년 반의 수명이 단축된다

　이상 설명드린 바와 같이 위암 조기발견을 위하여 매년 위투시를
한들 '소용이 없다'는 점을 이해하였을 것입니다. 그런데 그것뿐만 아

니라, 위투시를 자주하면 건강한 사람도 생명이 지극히 위험하다는
사실을 설명하겠습니다.

표 1. 엑스레이 조사(照射)와 수명의 단축

흉부 X-P 1.5일		
위투시 1.5년	}	수명이 줄어든다.
CT 150일		

한때, 의사가 청진기나 타진(打診)만으로 환자를 진찰하던 때가 있
었습니다. 이것만으로는 신체의 표면만을 알게 되어 있어서, '몸 속
은 어떻게 되었을까, 뼈 모양이 어떻게 되었을까' 등은 진단할 수가
없었습니다.

그래서 앞에서 설명한 바처럼 방사선은 태양광선 가운데서도 가장
파장이 짧으므로 몸속 깊이 들어갑니다. 이와 같은 방사선 작용을 이
용하여 만든 것이 엑스레이 사진입니다. 가슴 속에 방사선을 쪼이면
깊은 곳까지 도달하게 하고 그 궤적(軌跡)을 따라서 사진화한 것이
엑스레이 사진입니다.

가슴 사진을 한번 찍으면, 원자폭탄의 피폭, 또는 방사선요법을 받
았을 때처럼 방사선을 쬐게 되므로 환자의 흉부 각 세포가 방사능에
피해를 입게 되어 사멸(死滅)하며 수명이 줄게 되는 현상이 생깁니다.

가슴을 찍는 엑스레이(단순촬영)라면 스위치를 누르는 순간에 방사
선의 방사로 그치므로 그 피해는 적다고 하겠으나, 곤란한 것은 위의
투시는 위벽의 어디엔가 있을지도 모를 상처를 찾아내기 위해서 위
전체를 종횡으로, 다시 상하로, 다시 앞뒤로 빠짐없이 검사하므로 몇
분 혹은 몇십 분이라는 장시간에 걸쳐서 계속해서 방사선을 쬡니다.
따라서 환자는 아주 많은 양의 방사선에 노출됩니다. 엑스레이 사진

을 찍음으로써 실제로 인체에 얼마나 해가 미치느냐를 검증한 학자
가 있습니다. 의사는 아니지만, 피라미의 SOD 연구 권위자로서 도
쿄대학 이학부(理學部)의 가토 구니히코(加藤邦彦) 선생이라는 분이
있습니다. 그에 의하면 한번 가슴의 엑스레이 사진을 찍으면 내리쬔
방사선에 의하여 환자의 신체조직(세포핵의 DNA)이 파괴되고 수명이
단축되는 확률을 계산하면 약 1.5일이라는 것입니다. 더욱 놀라운
것은 표 1에서 보듯이 위투시 사진을 한 번 찍으면 약 1.5년의 수명
이 단축된다는 것입니다.

이것은 아주 무서운 수치입니다. 예를 들어, 아직 암에 걸려 있지
는 않으나 평소에 위가 나빠서 자주 진찰을 받고 있으며, 위투시로
위궤양이라는 진단을 받고 20~40일의 치료를 받았다고 합시다. 증
상이 많이 좋아져서 재차 위투시를 하고 위궤양이 좋아졌다고 확인
됐다고 합시다(이것으로 두 번 위의 엑스레이 사진을 찍었습니다). 그 후
6개월이 경과하여 재발하지나 않았나 하여 또다시 엑스레이 사진을
찍었다고 합시다. 그러면 도합 4.5년의 수명이 단축됐다고 보아야
합니다.

이러한 과정을 2~3회 반복하면 10년 혹은 그 이상으로 수명이 줄
어들게 되므로 생각만 하여도 끔직한 일입니다. 표 1에서 보듯이 암
환자에게 하는 CT검사는 위투시 정도는 아니지만 상당량의 방사선
을 받게 되므로 이것을 1년에 몇 번씩 할 것은 못 됩니다.

(3) 위투시를 극력 피하고 진찰을 받으려면

의사로부터 어떻게 하면 진찰을 잘 받을 수 있을까에 관해서 지혜
를 드리겠습니다. "위투시를 절대로 받지 말라"고는 하지 않겠으나,
다음과 같은 점을 명심하는 것이 좋겠습니다.

위의 상태가 좋지 않아서 위투시를 받을 때 예측되는 위의 병은

대체로 크게 나누어서 위염·위궤양·폴리프·위암 네 가지입니다. 이런 것들은 모두 악화되면 위벽이 파여서 피가 납니다. 따라서 대변에 섞인 혈액을 조사하는 검사(잠혈검사, 潛血檢査)를 해 보면 위의 출혈 여부를 알 수 있습니다. 그러므로 위투시를 하자고 의사가 권하면 먼저 대변검사를 해달라고 하고, 그것으로 이상(출혈)이 없으면 투시할 필요는 없습니다(반드시 세 번 계속하되 세 번 모두 음성일 필요가 있습니다).

만약에 이 잠혈반응이 양성이라면 위투시를 하지 말고, 즉시 위카메라로 보아달라고 청하십시오.

왜냐하면 위투시로 어딘가 나쁜 곳이 발견되면 반드시 위카메라로 상세하게 조사하여야 하므로 대변검사가 나쁘다면 위의 어느 부분인가에 이상이 있으므로 네 가지 위병 가운데 어느 것인지를 알 수 있으니, 무서운 위투시는 그만두고 어차피 해야 할 위카메라 쪽을 택하는 것이 현명합니다.

(4) 성인병 검진에서 위투시는 수명을 단축시킨다

이제 위투시의 무서움과 위암의 조기발견을 목적으로 하는 성인병 검진에서 늘상 하는 위투시의 허구를 잘 이해하였을 것입니다. 건강한 성인남녀가 오래 살고자 위암의 조기발견을 위해 하는 성인병 검진·인간독크의 위투시가 위암의 조기발견에 아무 도움을 주지 못할 뿐만 아니라 한번에 1.5년씩 수명을 단축시킨다는 충격적인 사실에 아연실색하였을 것입니다.

나는 10여 년에 걸쳐서 건강강연이나 저술에서 이 일에 관하여 여러 번 경고해왔습니다. 그러나 재작년 봄까지만 해도 고립무원의 상태였습니다만 재작년 4월 6일자 《아사히신문》 전국판(全國版) 제1면에 과학기술청 방사선의학종합연구소(放射線醫學綜合研究所)의 마루야마 다카시(丸山隆司) 특별연구관 그룹의 장기간에 걸친 위투시의 조사결과가 자세히 보도된 바 있습니다. 그 연구 보고는 "일본인의 건강인 검사피폭량(健康人檢査被爆量)은 구미선진국의 그것에 비교하여 훨씬 많다"라고 지적 경고하고 있었습니다.

요컨대 건강과 장수를 목적으로 하는 성인병검진이나 인간독크에서 구미 사람들은 위험하고 수명을 단축시키는 위투시 따위는 하지 않는다는 것입니다. 사실 구미선진국(미국·독일·영국·프랑스 등)에서는 건강인의 검진에 절대로 위투시를 하지 않으며 위투시를 하는 것은 일본뿐입니다.

또 하나, 나의 이러한 경고를 지지하는 행정지도가 있었습니다. 재작년 여름부터 신학년도가 되면 초등학교에서 정기적으로 전 아동에게 튜버클린반응과 함께 실시하던 흉부엑스레이촬영 검사가 폐지되었다는 것입니다. 후생성(厚生省)은 마루야마(丸山)의무관의 보고에 충격을 받고, 또 표 1과 같은 위투시와 흉부엑스레이선 사진촬영에서 조사된 방사선량에 의한 피해(인간 수명의 단축) 때문에 '엑스레이촬영'은 무서운 것이라는 자각으로 초등학교 어린이에 대한 검사를 폐지시킨 것으로 압니다.

후생성의 이러한 결정은 결과적으로는 잘한 일이라고 생각합니다. 왜냐하면 성장기의 아동은 발육이 정지된 성인보다는 방사선의 영향을 보다 민감하게 받기 때문입니다.[9]

---

9) 일반적으로 방사선이라든지 독한 약의 영향은 활발하게 활동하고 있는 세포일수록 그 영향을 받기 쉽습니다. 따라서, 연령적으로 말하면 성장이 정지된 성인이나 노인보다는 소아가 영향을 받기 쉽고, 또 장기에서는 가장 활발한 세포로서 매일 대량의 혈액을 만들고 있는 골수 등의 조혈조직(造血組織)이나 정자를 매일 몇십억 개씩 만들어내는 고환 같은 것들이 그 영향을 받기 쉽습니다.

2. 우선 암 발생 원인을 정확하게 파악해야 한다

암의 조기발견도 암 방지에 도움이 되지 않고, 위투시나 CT도 이 것을 자주하면 무서운 결과를 가져올 수가 있다면, 암을 방지하는 최선의 방법은 역시 어떻게 하여서 암이 발생되느냐 하는 암발생의 메커니즘, 즉 암이 발생하게 되는 원인을 올바르게 파악하는 것부터 시작하여야 합니다. 이것만이 암에 걸리지 않는 가장 좋은 방법입니다.

여러분 가운데에도 이러한 논리를 어느 정도 이해하고 계실 것이며, 또 여러 가지 어려운 책들도 읽고 계시겠지만 너무 전문적이어서 내던지고 마는 것이 실정인 것 같습니다. 그래서 이 책에서는 암의 발생원인을 아주 쉽게 이해할 수 있도록 해설하겠습니다. 우선 다음에 설명하는 발암조건은 최근에 와서는 어느 정도 고전화(古典化)된 사고방식이지만, 여전히 발암의 가장 기본적 조건으로서 현재나 그리고 장래에도 이것이 부정되는 일은 없으리라고 봅니다.

다만 최근에 와서는 유전자 레벨의 연구가 급속도로 진보하여 암억제단백유전자(癌抑制蛋白遺傳子) 등의 존재가 명백해지고 있습니다. 그래서 먼저 여기에서는 이 고전적이면서도 기본적인 사고방식을 설명하고 제8장에서 최신 의학의 발암에 관한 지식을 소개하겠습니다.

먼저, 암에 관한 어떤 책을 읽어보나 발암조건으로서 반드시

(1) 만성자극(慢性刺戟, promoter)
(2) 변이원(變異原, initiator)

이라는 조건이 있습니다. 이것만으로는 비전문가인 독자들은 무슨 말인지 이해가 되지 않을 것입니다.

(1) 암은 이렇게 해서 생긴다

우선 '만성자극'부터 설명하겠습니다. 나의 학생 시절부터 오늘날까지 암실험실에서 이루어지고 있는 발암(發癌) 실험이 있습니다. 그림 2에서 보듯이, 토끼의 귀를 실험실의 널판 위에 펴놓고 그 끝을 핀으로 고정시킨 후 콜타르로 문질러서 깊은 상처를 냅니다. 토끼의 귀는 당연히 출혈하여 '궤양'이 생깁니다.

다음날 아침에 보면 귀의 깊은 상처는 아물려고 피부나 근육이 부어 올라 있습니다. 즉 '수복증식작용(修復增殖作用)'이 일어나고 있습니다. 여기서 다시 꼭 같은 부위에 꼭 같은 방법으로 상처를 내어주는데, 이렇게 1년을 반복합니다(앞에서 설명했듯이, 동물의 자연암은 1년이 걸립니다). 그러면 어느 날 갑자기 수복증식작용으로 부어올랐던 부분이 돌처럼 딱딱한 조직으로 변해 있는데, 이것이 바로 암입니다.

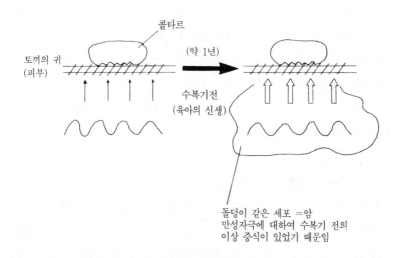

그림 2. 발암실험 — 만성자극

68

(2) 정상 세포가 어느 날 갑자기 변해서 — 변이원

여기에서 암의 발생에는 만성자극의 반복, 즉 어떤 유인(誘因)이 필요 불가결하다는 것을 이해하십시오. 이렇게 암으로 변화한 토끼 귀의 조직은 어제까지는 귀의 정상 세포였으나, 오늘 갑자기 암세포로 변해버린 것입니다. 이 암세포는 우주에서 날아온 것도 지옥에서 솟아오른 것이 아니고 오늘 갑자기 돌연변이를 일으켜서 암세포로 바뀐 것입니다. 따라서 암이 발생하기 위해서는 암의 '유인'이 되는 만성자극과 거기에 다시 정상 세포를 암세포로 돌연변이 시키는 원력(原力)이 필요합니다. 즉 '돌연변이의 원동력' 이것을 간략하게 말하여 '변이원(變異原, Mutagen, Mutagenecity)'이라고 하며 '만성자극'과 더불어 '변이원'은 암 발생의 중요한 조건입니다.

(3) 변이원의 원인은 무엇인가

변이원 발생의 원인으로 생각되는 것은 이미 설명한 바와 같이 방사선·블레오마이신·안트라사이클린계의 항암제 등을 흔히 들 수 있습니다. 또 제4장에서도 설명하겠지만, 골프장에 흔히 살포되어 사회문제가 되고 있는 농약·제초제(除草劑) 파라콰트(그라마귀손), 스미티온계의 살충제에는 방사선이나 항암제와 꼭 같이 식물이나 곤충의 세포핵의 유전자에 있는 DNA에 OH•래디칼을 발생시켜서 이를 용해 파괴하는 작용이 있습니다.

방사선이나 항암제를 대량으로 사용하면 사람을 포함한 동·식물은 세포의 핵에서 대량의 활성산소(OH•)가 발생하여 DNA가 완전히 파괴됨으로써 즉사합니다. 다만 사람한테는 환자를 즉사시키지 않을 정도의 방사선요법이나 항암제를 사용하기 때문에 암세포를 박멸하는 한편 아직 살아 있는 정상 세포에 새로운 암을 만들어간다고 설명한 바 있습니다. 이와 마찬가지로 이번에는 제초제나 살충제가 체내에 흡수되면 어떻게 될 것인가를 생각해 보기로 합시다.

파라콰트를 살포하는 농민은 매일 조금씩 이것을 코로 흡수하고 있습니다. 또한 매일 파라콰트가 살포되는 골프장에 비가 오면 그것이 개울로 흘러 들어 하류의 정수장에서 돌이나 자갈·모래를 통과한 물이 그대로 수돗물이 되어 음료수로 이것을 마십니다.

개울로 흘러 들어가지 않은 골프장의 파라콰트는 비가 오면 논이나 밭에 스며 들어 쌀이나 야채에 흡수됩니다. 여러분은 그러한 쌀이나 야채를 먹게 되므로 파라콰트는 체내에 조금씩 축적되어 갑니다. 이것이 체내에 소량씩 축적되어가면, 마치 원자폭탄의 방사능이나 항암제 투여로 세포가 죽지는 않지만 핵의 유전자가 상처를 입고 살아 남아 있을 경우와 꼭 같이 그로 말미암아 발생하는 $OH \cdot$의 분량이 적어 죽음에는 이르지 않지만, 역시 세포의 핵은 상처를 입게 되어 다음과 같은 대단히 유해한 결과를 가져오게 됩니다.

즉 유전자가 조금씩 상처를 받으면서 살아 남으면 우선 DNA가 손상을 입습니다. 건전한 유전자의 역할은 정확한 유전정보를 전달하는 것인데 정확한 명령 전달 덕에 건강한 아기가 탄생하게 됩니다. 이 유전자가 조금이라도 상처를 입게 되면 그 전달명령이 약간 잘못됨에 따라서 기형 아기가 태어나게 됩니다.

십여 년 전에 엔테로비오호름이라는 설사약으로 기형아가 많이 태어나서 큰 소송사건이 있었던 사실을 기억하실 것입니다. 사망할 정도의 분량이 아닌 유해화학물질(약물)을 섭취하게 되면 이와 같은 세포 내의 화학변화로 말미암아 기형아가 탄생합니다.

그런데 파라콰트 같은 유해화학물질이 핵의 DNA에 축적되면 죽음까지 이르지는 않으나 기형아를 낳게 할 정도로 많은 분량의 파라콰트가 축적돼 가면 유전자·DNA는 상당한 상처를 받고도 그대로 살아 남게 됩니다. 이렇게 되면 유전자는 완전히 전도된 전달명령을 내리게 되며 유전자는 가령 "인간 조직 이외의 어떠한 것이라도 좋으니 도깨비 같은 조직이 태어나게 하라"는 완전히 미친 전달명령을 지시하게 됩니다. 이러한 이치로 '인간이 본래 조직에서 갑자기 변이된 암의 조직'으로 변함으로써 '변이원'이 발생하게 되는 것입니다.

이렇게 보면, '죽음' '발암' '기형'의 세 가지 현상은 꼭 같은 원인에서 생기게 되며, 그 차이는 화학물질에 접하는 분량과 기간의 차이에 따라서 어느 하나가 나타나게 됩니다.

방사선·항암제를 사용하면 살아 남은 세포에서 새로운 기형·발암 등의 해로운 작용이 새로이 발생했듯이 농약이나 살충제와 같은 환경오염 물질로도 이와 같이 세포핵의 유전자가 상처를 입은 채로 살아 남아 있는 데에서 암 환자가 발생 증가하고 있습니다.

표 2. 생체내의 활성산소 증산인자

1) 식세포 …… 진입한 균이나 곰팡이를 먹고 활성산소를 내어 용해시킨다.
2) 자외선 …… 프레온가스에 의한 오존층의 파괴는 지상에 자외선조사를 증강시키어 활성산소를 대량으로 산출시킨다.
3) 방사선 …… 세포핵의 DNA에서 활성산소를 발생시켜서 핵을 파괴한다.
4) 화학물질
 (a) ……… 방사선과 유사한 메커니즘을 가진 물질(세포의 핵에서 활성산소 발생)
          · 농약(파라콰트)
          · 살충제(스미티온계)
          · 의약품(살균제·항암제)
 (b) ……… 세포전체에서 활성산소를 산출하는 물질
          · 염소화학물·트리하로메탄(다이옥신)·PCB
          · 메틸수은·Mn3 + 화합물·Cd2 + 화합물
          · 지사제(止瀉劑)인 항생물질(크로람페니콜)
          · 페닐히드라지드(항결핵제)
          · 질소산화물(NOₓ) …… 배기가스·중유·석유 등에서 나오는 매연
5) 혈관 내의 순환혈류 장해시
               혈류장애
                 ↓
  xanthine dehydrogenase → xanthbine oxidase → 활성산소

2) 3) 4) …… 환경오염인자

표 2에는 지구상에 활성산소를 대량으로 발생시키는 조건을 표시하였습니다. 최근 언론에서 보도하고 있는 원자력발전소의 방사선 누출, 프레온가스·탄산가스의 증가로 인한 오존층의 파괴가 가져온 자외선 조사량의 이상 증가, 나아가서는 가솔린·중유를 사용함으로써 생기는 자동차의 배기가스, 제철공장, 석유화학공장에서 발생하는 질소산화물(NOx)은 앞에서 설명한 항암제·방사선요법·농약(제초제)·살충제의 범람과 더불어 지상에서 혹은 우리 체내에서 활성산소를 대량으로 발생시킴으로써 변이원의 원인이 되고 있고, 나아가서는 다음 항에서 설명할 만성자극의 원인이 되어 암의 발생으로 발전되어가고 있습니다.

(4) 암의 원인에 활성산소가 관여하고 있다 !

이미 설명했듯이, 돌연변이를 발생시키는 원인물질로서 환경오염 물질에서 발생하는 활성산소를 생각할 수 있습니다. 한편 만성자극의 예로서는 앞의 토끼실험에서 콜타르가 그 원인이었으나, 콜타르가 아니더라도, 만성자극을 줄 수 있는 것이라면 무엇이든 가능합니다. 또한 환경오염 물질에서 발생하는 활성산소는 세균이나 곰팡이를 용해시킬 정도로 강력한 힘을 가지고 있으므로 이것이 사람의 체내에서 항상 발생한다면 조직이나 장기의 벽에 마치 부단히 콜타르로 상처를 입히듯이 매우 강력한 만성자극을 줍니다.

이와 같이 활성산소는 암발생의 조건 가운데서 만성자극의 원인이 되기도 하고 또 변이원의 원인이 되기도 하므로 활성산소야말로 암 발생의 큰 원인의 하나라는 사실이 밝혀졌습니다. 나의 의대생 시절에 비하면 암 환자는 몇 배 몇십 배로 증가하고 있는데, 이것은 활성산소를 체내에서 과도하게 증가시키는 공해물질의 범람과 환경오염이 그 원인이라고 생각됩니다.

3. 암에 걸리기 쉬운 사람

여러 가지 암 가운데서도 가장 걸리기 싫은 암은 식사를 제대로 할 수 없게 되는 위암이라고 생각합니다. 위암은 1994년의 통계로 보면, 일본인의 암사망률 가운데서도 첫째를 차지하고 있으며 위암·폐암·대장암 다음이 간암의 순으로 되어 있습니다. 이렇게 가장 많이 발생하고 있는 무서운 위암은 과연 어떠한 사람이 걸리기 쉬운 것일까? 나의 30여 년의 의료생활 경험에서 보건대, 앞에서 설명한 만성 자극을 염두에 두고 흥미 있는 암 환자 두 사람을 예로 들어 암발생의 구체적 과정을 설명하겠습니다.

최근 암은 눈에 띄게 증가하고 있고, 여러분의 가족·친척 혹은 회사의 동료·친지 가운데 위암으로 사망한 분들, 또 현재 위암으로 고생하는 사람들이 주변에 한두 사람은 있을 것으로 생각합니다. 여러분! 도대체 그러한 위암 환자들은 어떤 사람들이었습니까? 잘 회상해 보십시오. 흔히 나의 병원에 바짝 마르고 창백한 얼굴의 사람이 찾아와서 "선생님, 나는 최근 무엇을 먹더라도 위가 쓰리고 아픕니다. 약이 듣지 않습니다. 무슨 약을 먹어도 식욕이 없고 울컥댑니다. 나는 위암이 아닐까요?"라면서 진지한 표정으로 위의 정밀검사를 요청하곤 합니다. 이러한 환자를 검사하여 보면, 어쩌다 예외적으로 위암 환자도 있기는 하지만, 대부분 위암이 아닙니다. 위의 상태가 늘 그렇게 좋지 않다는 사람으로서 위암에 걸리는 사람은 매우 적습니다.

그렇다면 어떠한 사람이 걸리느냐? 아침부터 저녁까지 폭음포식을 하고 무엇을 먹든, 무엇을 마시든 끄떡없는 사람, 위 때문에 의사 진찰을 받아 본 적이 없는 사람이 사실은 위암에 걸립니다.

나는 건강강연에서 나 자신을 실례로 들어 이야기하는데, 나는 삐

적 말랐고 거기에 위가 몹시 약하다는 점에서는 아마 나에 앞설 사람
이 없으리라고 생각할 정도입니다. 특히 나는 자극이 심한 음식, 소
화가 힘든 음식(김치·후춧가루·치즈 계통의 음식물)을 먹으면 2~3일은
식사를 제대로 못합니다. 나의 부모는 도호쿠지방(東北地方)과 호쿠리
쿠지방(北陸地方) 태생이어서 피부가 여성보다도 하얗다고 합니다.

이러한 피부는, 약간 검고 껄끄러운 피부에 비하면 그 두께가 얇다
는 것을 뜻합니다. 이러한 사람은 위벽도 얇고 피부처럼 매끄러워(다
소 비과학적 표현이어서 미안합니다만 알기 쉽게 설명하고자 하는 것이니
이해하십시오) 자극적이고 소화에 좋지 않은 음식을 먹으면 위벽에 염
증이 나고 상처가 생깁니다. 위벽이 얇고 매끄러우므로 건강한 사람
의 위벽에 비하면 상처가 나기 쉽습니다. 위벽에 상처가 생기면 야단
이므로 뇌의 중추에서 "이 이상 위벽에 자극 주는 음식을 피하고 아
무 것도 먹지 말도록……"이라는 지령이 전달됩니다. 그러면 나는 2
~3일 먹을 수가 없고 그 동안에 위벽의 상처는 아물곤 합니다.

그런데 앞에서 설명했듯이, 아주 건강하고 피부도 검으면서 두껍
고 껄끄러운 사람은 위벽 역시 두껍습니다. 이러한 사람은 다소 자극
성이 있는 음식을 먹거나 폭음폭식을 하여 위벽에 약간의 상처가 생
겨도 워낙 위벽이 두꺼우므로 상처가 생기는 일은 거의 없어 계속해
서 먹고 마실 수 있습니다.

그런데 이렇게 위가 강한 사람이라도 그림 2에서 보듯이, 또한 이
미 설명한 콜타르의 실험과 마찬가지로 위벽의 상처가 계속 남아 있
는 상태에서 매일 폭음폭식으로 만성자극을 주게 되면 결국은 암을
유발하게 됩니다.

요컨대 위암에 걸리는 사람은 위가 강하고 위벽의 만성적 상처,
또는 만성적인 자극에 끄떡 않고 견디어 낼 수 있는 사람입니다. "나
는 위가 튼튼해서 의사의 신세를 진 일이 없다"는 사람들이 오히려

위암에 걸리는 것이니 조심하기 바랍니다.

내가 의대생 시절부터 의사가 된 오늘날까지를 뒤돌아보고, 위암에 걸린 환자의 성별·연령별을 보면, 60~70대의 남성이 많다는 것은 두말할 필요가 없지만, 40~50대도 있었습니다. 그런데 젊은 여성으로서 위암 환자는 거의 없고 대개 70세 가까이에서 발병하는 사람이 많았던 것 같습니다(미리 양해를 구합니다만, 확실한 의학적 통계를 인용한 것이 아니라, 내가 유달리 위가 약했기 때문에 학생 시절 또는 실습생 시절에 여러 병원을 다니면서 암병동을 돌아보고 통계를 잡은 것입니다).

그런데 내가 의사가 되어서 얼마 되지 않아, 나와 개인적으로 가까웠던 52세의 여성이 위암으로 나의 병원에 입원하였습니다. 나는 비교적 젊은 여성에게 위암이 발생한 사실에 많은 흥미를 갖게 되었습니다. 그 부인에게 "평소에 어떤 음식을 좋아하셨습니까?"라고 물었더니 "나는 차가운 것을 좋아해서 취침 전에 냉동실에 2~3병의 우유를 넣었다가 매일 아침 눈을 뜨면 이것을 마시고 있습니다. 그러면 차가운 액체가 식도에서 위까지 흘러내리면서 정신을 차리게 되고 그래서 그때부터 아침 일을 시작하곤 했습니다"라는 것이었습니다. 또 팥만두를 좋아해서 이것을 7~8개 매일 저녁 냉동실에 넣어두었다가 얼음덩어리처럼 된 것을 자기 전에 몽땅 먹는 것을 낙으로 삼고 있다는 것이었습니다. 이렇게 찬 우유와 얼음덩어리 같은 팥만두를 아침 저녁으로 먹는 습관을 수십 년 동안 계속해 왔다는 것입니다.

여러분, 이것으로 알 수 있으리라고 생각합니다만, 마치 토끼의 귀에 매일 콜타르를 문질렀던 것과 마찬가지로 이 부인에게는 냉각 우유와 팥만두가 콜타르 역할을 했던 것입니다. 이 부인은 이렇게 수십 년 동안 얼음과 같은 우유와 만두로 매일 아침 저녁으로 위벽을 자극하고 있었습니다. 몇십 년 동안이나 이와 같은 만성자극을 위에 준 탓으로 그 당시로서는 아주 적었던 50대 여성의 위암 환자가 되었던 것입니다. 예컨대, 나같이 위가 약한 남자가 얼음과 같은 우유를 절반이라도 마셨다면 2~3일 동안 식사도 못했을 것입니다. 이 부인은 위벽이 상당히 두껍고 또 강했다고 생각합니다.

이것으로써 찬 음식이 만성자극이 되어 위암의 원인이 된다는 사실을 알았을 것입니다. 52세의 이 여성은 10여 년을 아침 저녁으로 계속해 왔다는 것이 나빴습니다. 더운 여름철에 간혹 차가운 것을 먹든가 마시는 일은 별로 문제가 되지 않지만, 오랜 세월에 걸쳐서 매일 계속하면 만성자극이 되고 결국에는 암의 원인이 될 수 있다는 점을 잊지 마십시오.

몇 년씩 매일 계속해서 해로운 것으로는, 나의 임상경험으로서는 커피를 들 수 있습니다. 대량의 커피를 몇 년씩 마시고 위암이 된 사람도 상당히 많습니다.

극단적인 한 예를 들면, 지금으로부터 7년 전, 31세 되는 여성이 나의 병원에 와서 검사를 하였더니 위 전체가 마치 바위와 같은 암으로 뒤덮여 수술이 불가능한 상태였습니다.

이 여성은 전혀 자각증상이 없었다는 것이며(자각증상이 없었다는 것은 그만큼 이 여성은 태어날 때부터 위가 튼튼하였다는 뜻입니다) 어떤 음식을 좋아하였느냐고 물었더니 중학교 2학년 때부터(17년 동안) 커피가 좋아서 매일 하루도 거르지 않고 블랙커피를 최소 5~6잔, 많을 때에는 10잔씩 마셨다는 것이었습니다. 불쌍하게도 이 여성의 위벽은 17년 동안이나 짙은 커피의 카페인을 비롯한 자극물질이 토끼 귀에 문질렀던 콜타르 역할을 하여 만성적 자극을 주고 있었던 것입니다.

이 여성은 대량의 커피를 마신 극단적 예인데, 소량의 커피에도 민감한 사람이 있습니다. 이러한 예도 있다는 것을 참고하시어 위암에 걸리지 않으려면 되도록 커피를 피하고, 꼭 마시고 싶으면 인스탄 트 커피나 엷은 커피를 소량식 마시는 것이 좋을 것입니다. 또 하나 중요한 점은 만성적 자극을 피하는 일이 중요하므로 마시지 않는 날 도 있어야 합니다.

그렇다면 옛날의 젊은 여성에게는 왜 위암이 적었느냐 하는 문제 가 제기됩니다. 현재 60세를 넘은 여성들은 옛날에는 남 앞에서 거 리낌 없이 폭음, 포식을 할 수가 없었습니다. 특히 젊은 아가씨들은 남의 집에서 식사대접을 받을 때에도 "맛있다"고 좋아하면서 그 자리 에서 배불리 먹어치우면 "저 아가씨는 교양이 없다"고 손가락질을 받 았고 출가할 때에도 그것이 흠이 되었던 것입니다. 옛날에는 젊은 아 가씨의 결혼조건이라고 할까, 그 여성의 성품은 참하고 겸손하며 사 양(辭讓)기가 있어야 이상적이라고 보았던 것입니다.

그런데 20~30년 전부터 젊은 여성의 위암이 남성의 그것에 비하 여 조금도 뒤지지 않게 많아졌습니다. 그 이유는 남녀평등으로 말미 암아 여성에 대한 평가기준이 옛날과는 완전히 달라진 데 있습니다. 최근의 아가씨들은 남성과 마찬가지로, 아니 남성 이상으로 술을 마 시는 사람, 폭음포식을 하는 사람이 늘고 있습니다. 사회의 변화에 따르는 이와 같은 여성의 변모는 결과적으로 여성의 위벽에 만성자 극을 계속적으로 주게 되어 젊은 여성의 위암발생률이 젊은 남성과 별 차이가 없게 된 것이라고 봅니다.

끝으로 간장암과 알코올의 관계를 설명하겠습니다. 일반적으로 간 장암을 B형 또는 C형 바이러스 간염에 감염되어 그것이 만성간염으 로 이행하고 그것이 몇 년 걸려서 간경변(肝硬變)이 되고 마지막으로 (약 15~20년 후) 간장암이 되는 경과를 밟는 것이 그 대부분이지만 워낙 술고래인 사람의 경우에는 알코올간염이 바로 간장암으로 급변 하는 경우가 많습니다. 이러한 사람은 하루 한 번이 아니라, 아침·점심·저녁 연중 언제든지 대량의 술을 마시고 있습니다. 알코올은 위장에서 흡수되면 바로 간으로 가게 됩니다. 끊임없이 알코올을 마시고 있으면 간장은 알코올을 처리하기에 혹사당하게 되어, 이것 역시 다소 비과학적인 표현이 되겠습니다만, 자극이 심한 알코올로 하루에도 몇 번씩 자극을 받는 결과가 됩니다.

이와 같은 알코올중독 환자가 나의 병원에 입원하면 지시에 따라 알코올을 그만두게 되는데, 퇴원하면 틀림없이 또 매일 알코올을 마시고 다시 알코올중독자가 되고 맙니다. 그러므로 간장암에 걸리고 싶지 않으면 다음 사항을 꼭 지켜야 합니다. 일반적으로 중독되리 만큼이나 좋아하는 술의 양을 조금씩 제한하면서 매일 마시게 한다는 이상론은 사실상 불가능에 가까운 일이어서 거의 지키지 못합니다. 술이 죽도록 좋은 사람에게 매일의 주량을 한두 홉으로 양을 제한할 경우, 애주가한테는 잔인한 일이 아닐 수 없습니다. 그러므로 "당신에게 주량을 제한하라는 것은 소 귀에 경읽기입니다. 오로지 암에 걸리지 않고 건강하게 일생을 즐기면서 살고 싶다면 토요일이나 일요일 혹은 공휴일 또는 될 수 있다면 일주일에 이틀만이라도 술을 마시지 않는 날을 정하시오"라고 지도합니다.

이렇게 하면 "매일 한 홉이나 두 홉으로 제한하라"고 하는 것보다는 이 말에 더 호감을 갖고 지킬려고 합니다. 또 '내일은 술을 마실 수 있다'라는 기대와 즐거움에 찬 희망을 갖게 되므로 지킬 사람이 얼마든지 있습니다. 금주(禁酒) 단식요법이 건강에 좋다고 하는 이유는 일주일에 단 하루나 한 번만이라도 만성자극을 중단시켜 휴식을 주기 때문입니다.

4. 고칼로리 식품은 암에 나쁘다

흔히 "아버지는 암이기 때문에 비프스테이크나 불고기 같은 영양 음식을 드시게 하여 암과 싸울 힘을 키워 드리자"고 암 환자의 가족 은 대개 이렇게 생각합니다. 얼핏 보아 그럴 듯하지만, 이 생각은 크 게 잘못된 것입니다.

한 가지 예를 들겠습니다. 6~7년 전에 나라(奈良)의 어느 단식요 법원(斷食療法院)이 '가짜의사 행위'로 경찰에 적발된 일이 있었습니 다. 이 단식도장에 경찰이 쳐들어가 보니, 백수십 명의 말기암 환자 가 모포 한 장을 덮고 체육관 비슷한 마루 바닥에 여기저기 뒹굴고 있는 참담한 정경이었다고 합니다. 거기에는 도쿄대학병원·오사카대 학병원의 말기암 환자들이 서양의학(항암제·방사선요법)의 의료 부작 용이 두려워서, 또한 그 치료법에 한계를 느끼고 스스로 이곳으로 온 환자도 많았다고 합니다. 왜 이러한 무자격 의사가 경영하는 더러운 단식도장에 이렇게 많은 환자가 모여 들었고, 더구나 대학병원에서 나와서 이와 같은 마지막 치료를 받고자 찾아왔느냐 하는 점에 대해 서는 어느 정도의 근거가 있었던 것입니다.

최근 의학이 발달하고 특히 의학연구실에서는 실험을 손쉽게 할 수 있게 되었습니다. 예를 들어, 위암을 만들 수 있는 쥐의 종족 (strain), 유방암을 만들어낼 수 있는 쥐의 종족, 폐암을 만들어낼 수 있는 쥐의 종족 등이 훌륭히 만들어져 있어서 돈만 내면 언제든지 입수할 수 있습니다.[10]

---

10) 위암 쥐의 암·수를 교배시켜 새끼를 낳게 하고, 이 새끼에 발암물질을 몇 십 마 리 새끼 중에서 몇 마리의 위암 쥐를 발생시킵니다. 다시 이것들의 새끼에게 암이 발생될 발암물질을 주어 교배시켜 가는 계대교배(繼代交配)를 되풀이해 갑니다. 이 렇게 하여 가는 중에 태어나는 새끼 전부가 위암체질화하여 그들에게 위암이 생기

이렇게 하여 얻은 위암체질의 쥐 40마리를 각각 20마리씩 A·B그룹으로 나누어 발암물질을 주어 위암이 생기게 합니다. 그리고 A그룹에는 주로 육식·유제품을 마음껏 먹이고 B그룹에는 야채·과일·생선 등 일본 재래 음식만을 줍니다. 그러면 A그룹의 쥐는 20마리가 몽땅 위암이 되고, B그룹에도 위암쥐가 생기기는 하지만 그 수가 적을 뿐만 아니라 속도도 느리다는 것입니다〔이것은 전 히로시마(廣島) 원폭의학연구소(原爆醫學硏究所) 병리학 교수로 일본암학회의 의장을 지내신 요코지 겐지로(橫路謙次郞) 선생의 이야기입니다〕.

또 하나 이 실험의 신빙성을 뒷받침할 실험을 소개하겠습니다. 그 것은 암을 가진 쥐에게 영양실조 직전이 될 정도로 저칼로리의 먹이를 주고, 몇 주 후에 그 체내의 세포를 검사한 결과, 생존한도선(生存限度線) 먹이의 영양분은 암세포가 아니라 정상 세포가 섭취하고 있었습니다. 그 다음에 어느 정도 여유 있는 칼로리의 먹이를 준 암(癌)쥐는 암세포가 그 영양분을 섭취하고 있었다는 것입니다(이것 역시 요코지 선생의 이야기임).

이상으로 고칼로리 또는 맛있는 음식이나 미식(美食)은 결코 암 환자에게 좋지 않다는 사실을 알 수 있습니다. 나라(奈良)의 단식요법원이 참담한 치료원임에도 불구하고 어느 정도 인기가 있었던 배경에는 이러한 과학적 근거도 있었던 것입니다. 말하자면 저칼로리 식사를 취하였기 때문에 암세포에 영양분이 가지 않고 일시적이나마 암세포의 힘을 약화시켰던 것입니다.

(1) 암에 나쁜 식사
위벽에 만성자극을 주는 식생활, 더욱이 동물성 지방의 고칼로리

는 물질을 주면 약 1년 후 모두 위암이 생기는 쥐의 계통을 얻게 됩니다.

식품 외에도 일반적으로 암에 나쁜 식사로는 염분이 많은 음식을 들 수 있습니다.

나는 동물성 지방보다는 야채·과일 등을 권장하는데, 예전의 일본인은 위암이 많았고 장암은 적었습니다. 이에 비하여 구미(歐美) 사람들은 장암이 많고 위암이 적었는데, 근자 20~30년 동안 일본인의 식사풍토가 서구화되자 역시 암도 서구형을 띠면서 위암은 줄고 장암이 증가하고 있습니다.

이것은 섬유질이나 불소화물(不消化物)이 많은 야채·곡물을 먹음으로써 위에 부담을 많이 줌으로써 위암의 원인을 이루고 있었던 것이, 유제품이나 육류 등 적은 양으로 위 부담은 줄었지만 장내(腸內)의 체류 시간이 길어지면서 발암물질 생성에 시간적 여유를 주게 된 탓이라고 생각합니다.

5. 암은 여러 가지 요인으로 발생한다

지금까지 나는 암 발생의 메커니즘을 만성자극과 그것에 의한 변이원의 관점에서 설명하였습니다. 제8장에서 다시 한번 최근의 의학적 연구면에서 암의 원인에 관해서 설명하겠지만, 여기에서는 암이란 결코 한 가지 원인만으로는 생기지 않는다는 사실에 관하여 설명합니다.

지금까지 설명해 왔듯이, 장기에 대한 직접적 만성자극이나 환경오염물질 등에서 생기는 활성산소 그것에 다시 수면부족·과로·스트레스 등으로 말미암아 암에 대한 생체방어능(生體防禦能)이 저하함으로써 뇌하수체에서 각 장기에 전달되는 명령계통의 혼란에서 오는 원인, 또는 수면부족·과로·스트레스가 가져오는 생체의 산소계(酸素

系)의 생리적 조건의 악화로 암발생 조건을 갖추거나 또는 그 사람의 체질[11]이나 암유전자를 가진 바이러스에 대한 감염도(感染度),[12] 여기에 식생활·환경 등등 여러 가지 원인을 들 수 있습니다.

이와 같이 암발생의 원인이 여러 가지가 있어 간혹 명상으로, 혹은 기공(氣功)으로 암을 치료했다든가 야채 쥬스로, 또는 요요법(尿療法)으로, 또는 온열요법(溫熱療法)으로 암을 고쳤다든가 하는 치료담이 많은 데다가, 이상의 여러 가지 반민간적(半民間的) 방법의 하나 또는 두세 가지를 권장하는 유아독존적(唯我獨尊的) 치료사가 있는가 하면 이것을 열심히 심봉하고 실천하는 환자가 없지 않습니다.

동물성 지방을 피하여 값비싼 야채가 아니라도 일반 야채나 과일을 먹는다든지 올바른 종교에 입교(入敎)하여 모든 것을 신불(神佛)에게 맡기고 정신적 안정을 얻는다든지[13], 또 4~14미크론의 육성광선(育成光線)을 손바닥에서 방사(放射)시키는 기공도 나의 연구소에서 시행한 실험에 의하면 암세포의 발육을 어느 정도는 억제한다는 사실이 밝혀졌으며, 요요법 역시 환자의 체내에서 유출되는 암억제 물질을 막는다는 점에서 효과가 있습니다.

그러나 암은 워낙 강력하며 빠른 속도로 증식하는 것이어서 비록 부작용은 없지만 그 효과가 느린 이와 같은 한두 가지의 자연회귀요법을 실천하였다고 해서 암이 정복되는 것은 아님을 똑똑이 인식하여야 합니다. 암이란 매우 강력하고 빠른 속도로 퍼져 나가는 데다

---

11) SOD유도능(誘導能) ― 활성산소가 체내에서 증가하였을 때 그에 따라서 SOD치를 상승시키는 능력.

12) 이러한 바이러스가 그 사람 몸에 붙기 쉬운 체질이냐 아니냐, 또 암이 발생하였을 때 그것을 억제하는 단백유전자가 충분하냐 없느냐, 또 암억제 유전자가 체내에서 활동하기 쉬운 조건에 그 사람의 생체가 적합하냐, 그렇지 못하냐.

13) 뇌하수체로부터의 지령이 정상화되고 신진대사 기타가 좋아지게 함으로써 발암유전자를 가진 바이러스 등이 인체에 존재하기 어렵게 하여 인체 밖으로 배설시키는 효과가 있고, 또 체내의 암억제 RB단백유전자·P53단백유전자의 힘까지도 향상시킴으로써 발암하려는 체내의 '암병균'인 '암의 씨'의 활동을 억제시키는 데에 효과가 있습니다.

가, 그것은 여러 가지 복잡한 원인으로 말미암아 발생하는 질병이라
는 점을 분명히 알고, 암의 예방과 그 치료에 전념해야 합니다.

참 고 · 기공만으로 암은 결코 치료되지 않는다

　제6장에서 나의 암치료 내용을 자세히 소개하겠으나, 나는 매일
수십 명의 전이·재발된 암 환자와 악전고투, 신불(神佛)에게 기도하
면서 필사적으로 치료하고 있습니다. 그리고 과학적으로 효과가 있다
고 증명된 새로운 치료방법은 무엇이든지 나는 겸허한 마음으로 그
것을 쓰고 있으며, 비록 1, 2퍼센트라도 암 환자의 연명효과를 높일
수 있도록 노력하고 있습니다. 그런데도 역시 많은 말기암 환자는 비
명(非命)에 가고 있습니다. 따라서 현재의 나의 요법이 만족스러운
것이라는 엉뚱한 생각은 조금도 가지고 있지 않습니다.

　다만 여러분에게 주의를 환기시키고자 하는 점은 최근 다음과 같
은 불행한 경험이 있었기 때문입니다. 최근 기공의 대유행으로 사람
들을 모아놓고 몇십만 엔의 수강료를 받고 3~4주 동안 합숙실습을
시킨 후, '기공사 면허증'을 주는 일이 흔합니다. 정말 실력 있는 기
공사를 나의 연구소에 초청하여 사람의 세포를 시험관 속에 넣고 이
것을 기공사의 손으로 덮고 기공에너지를 세포에 넣는 실험을 한 일
이 있습니다. 그 결과 실제로 정상 세포의 여러 가지 활력을 높이고
암세포의 활동성을 저하시킨 사실을 확인하여, 영문을 포함한 의학논
문을 썼습니다. 틀림없이 기공은 암을 어느 정도 억제합니다.

　그러나 '기공만으로 암은 치료될 수 있다'라는 것은 절대로 생각할
수 없는 일인데도, 나의 어떤 암 환자가 '기공으로 치료할 수 있다'는
말을 믿고, 그 동안 나의 치료법으로 병세가 잘 콘트롤되어 생명을

연장하고 있었는데 기공에 빠져서 모든 정력을 여기에 쏟은 결과 끝내 사망한 쓴 경험을 가진 바 있습니다.

또 명상에 관한 책을 3~4년 전에 읽은 일이 있습니다만[14] 거기에 "명상하여 암 환자를 30명이나 고쳤다"라고 기재되어 있었습니다. 자연회귀 치료법을 쓰는 의사 선생님이나 치료사 선생님이나 또 그것을 실천하고 있는 암 환자 여러분에게 이것만은 꼭 당부해 두고자 합니다. 한두 가지 치료방법으로 암의 진행을 막거나 정복할 수는 결코 없다는 사실입니다.

나는 자연회귀를 희구하면서 부작용이 심한 서양의학에 반대하는 뜻은 기공사나 명상가들과 같습니다. 그래서 서로 협력하여 환경오염에서 생기는 난치병이나 기병(奇病)이 범람하는 현대사회에서 건전하게 함께 살아 나가자고 염원하는 바입니다마는, 비과학적 유아독존의 자연회귀론자와는 동조할 수 없습니다.

요물 같은 암에 대항하기 위하여서는 어느 정도의 효과가 있다고 하더라도 방심하지 않고 겸허한 마음가짐으로 과학적 근거에 의하여, 조금이라도 좋은 치료법을 모아서 총력을 결집하여 대처해 나가야 한다고 생각합니다. 어떤 자연회귀의 치료법이 다소 효과가 있다고 하여 개선장군이나 된 듯이 선전하여 많은 암 환자를 현혹시켜서는 안 됩니다.

특히 말기암 환자를 가지고 가슴 아파하면서 마음고생 속에서 지푸라기라도 잡고 싶은 심정에 있는 가족 여러분의 비통한 심정은 이해할 수 있습니다마는, 막연한 자연회귀의 선전문을 보고 많은 돈을 쓰고도 허망한 결과로 절망하는 일이 없도록, 암이라는 괴물의 정체를 똑똑히 이해하시고 올바른 치료를 받기를 진심으로 바라마지 않습니다.

---

14) 확실히 '명상'도 뇌하수체의 명령을 원활하게 하여 모든 질병에 좋은 것이 틀림없음.

4 암을 비롯한 현대병의 원인, 활성산소

이제까지 암에 관한 여러 가지 문제를 설명해 왔는데, 그때마다 '활성산소(活性酸素)'라는 단어가 나왔습니다. 활성산소라는 물질은 최근 들어 각 방면에서 크게 주목되고 있으며, 암은 물론이거니와 대단히 많은 질병 발생에 직접 혹은 간접적인 원인으로 작용하고 있다고 보고 있습니다.

암이 발생하는 것과 관련지어 생각해 보거나 또 방사능이나 항암제의 메커니즘을 비롯해서 자외선의 작용이나 농약·살충제·질소산화물 등 환경오염 물질의 유해작용을 생각해 보더라도, 이 활성산소는 꼭 필요한 화학물질이므로 활성산소에 대해서 간단하게 설명하겠습니다. 또한 그것이 증가하고 발생하는 화학적 메커니즘 및 그 배경 나아가서는 발암과의 관계 등에 대해서 정리하겠습니다.

1. 활성산소란 무엇인가?

1970년대까지는 이 활성산소라는 (화학)물질에 대한 연구는 극히 일부의 연구자[15]에 의해서만 연구되고 있었는데, 나는 1970년 말경부터 활성산소라는 물질에 흥미를 갖고 실험을 시작했습니다. 그 결과를 학회에 발표하고, 연구논문을 의학잡지에 투고하기 시작했지만 의학의 임상분야[16]에서는 아무도 상대해 주지 않았습니다. 그러한 상황 속에서도 연구결과를 국제학회나 국제의학잡지에 발표하면서 어떻게든지 연구를 계속해 왔습니다.

---

15) 예컨대, 환자를 다루지 않는 의학부의 기초의학 분야의 생화학자.
16) 환자의 치료를 다루는 현장 분야.

그러던 것이 약 10년 전부터 임상(臨床)을 중심으로 한 학회에서
도 대대적으로 받아들이게 되었고, 최근 들어 신문·텔레비전 등 언론
매체에서도 갑자기 주목하기 시작했습니다. 이 책에서 자세히 설명했
듯이, 암을 비롯한 90퍼센트에 이르는 대부분의 질병의 원인에 직접,
간접적으로 인체에 필요한 분량 이상의 활성산소가 관계한다고 알려
지고 있습니다. 나는 활성산소 연구의 역사에서부터 현재 알려져 있
는 활성산소에 관한 지식을 총망라해서 자세하게《격증하는 활성산
소가 죽음을 부른다》(일본텔레비전)를 출판하여 일반인도 쉽게 이해할
수 있도록 하였습니다.

활성산소라고 하는 것은, 원래 모든 동·식물의 체내에서 균이나
곰팡이·바이러스 등 외적이 체내로 침입해 왔을 때, 침입한 이물질
을 물리쳐서 몸을 정상적으로 만들어주고 보호해 주는 물질입니다.

활성산소는 그림 3에 나타나 있듯이, O_2^-, H_2O_2, $OH·$, $^1O_2$ 4종류
가 있고, 이들이 몸 안에서 만들어지는 것을 크게 분류해서 표 2에
나타냈듯이 5가지 경우로 나눠지는데, 생성된 활성산소는 몸 안에서
살균작용을 하지만 반면 그것이 너무 많이 만들어진 활성산소는 자
기 자신의 혈관벽이나 조직·장기 등을 공격해서 손상을 입힙니다.

제4장의 뒷부분 쯤에서 자세하게 설명하겠지만, 최근 들어 갑자
기 심해진 환경오염으로 말미암아 과잉한 활성산소가 지구상에 또는

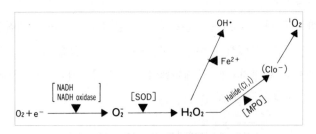

그림 3. 체내에서 작용하는 활성산소의 도식

우리의 몸 안에서 생성되어 암을 비롯한 많은 병을 발생하게 하는 동시에 그것을 증가시키는 한편 계속 악화의 길로 나가도록 만들고 있습니다.

앞에서 설명했듯이 십여 년 전까지는 나를 포함한 극히 일부의 사람들에 의해서 연구가 이루어졌는데, 최근에는 활성산소가 환경오염 물질에 의해서 너무 많이 생성되어 우리 체내에서 '망나니 짓'을 함으로써 초래되는 병이 대단히 많다는 사실이 알려지게 되어 여러 방면에서 주목하고 있습니다. 적정 분량을 넘는 활성산소에 의해서 일어나는 질병이나 폐해를 '산소장해(酸素障害)'라고 부르며, 환경오염 문제와 더불어 발암 문제 등이 최근 매우 중요한 관심사로 대두되고 있습니다.

2. 과잉한 활성산소로부터 몸을 지켜주는 SOD항산화제

이상과 같이 적당한 분량의 활성산소가 체내에서 생성되면 자기 방위를 위해서 반드시 몸에 유익한 것이지만 그것이 너무 많이 생성되면 신체에 많은 장해를 일으키고 여러 가지 질병을 초래하게 됩니다. 하지만 동·식물의 체내에서는 과잉 생성된 활성산소가 유해한 작용을 하지 못하도록 활성산소를 제거하는 물질이 존재합니다.

이렇게 동·식물의 체내에서 과잉한 활성산소를 제거 내지는 소거하는 물질을 '항산화제(抗酸化劑)'라고 부릅니다. 항산화제는 크게 나눠서, 분자량이 큰(사람의 장에서는 흡수되지 않는) 효소류, 즉 수퍼옥시드 디스뮤타제(superoxide dismutase, SOD), 카탈라제(catalase), 글루타타이온 페록시다제(glutathione peroxidase, GSH-Px), 인산 글루코스 탈수소효소(glucose phosphate-D-dehydrogenase, G-6-P-D)가 있는데, 이것을 고분자항산화제라고 부르고, 분자량이 작은 비타민 E, C, B₂, 플라보노이드(flavonoids), 폴리페놀(polyphenols), 탄닌(tannin), 카로틴(carotene) 등을 저분자항산화제로 분류합니다.

SOD나 카탈라제, GSH-Px 등의 고분자효소류나 비타민 E, C, B₂ 등을 비롯한 저분자항산화제 등 활성산소를 제거하는 물질은 체내에서 만들어지는데, 활성산소가 증가할 때를 맞춰서 많이 생성되어,[17] 활성산소로부터 몸을 지켜주는 기능을 맡고 있습니다. 활성산소에 대항하는 항산화제 가운데 가장 유명하고 강력하게 그 역할을 충실히 하고 있는 것이 SOD인데, 일반적으로 SOD유도능(誘導能)은 노인에게는 이 능력이 저하되어 있으므로 과잉한 활성산소로부터 피해를 받기 쉽습니다. 그래서 암이 노인들에게 많이 발생하게 되는 이유라고 생각됩니다.

나는 건강한 노인 몇백 명의 SOD유도능을 측정했는데, 그때 측정치가 높았던 분들은 5년이 지나도록 아무 탈 없이 장수하셨고, 측정치가 낮았던 분들은 5년 이내에 거의 암으로 돌아가셨다는 사실을 국제혈액학잡지 *Blood*에 보고해서 주목을 끌었습니다.

항산화제는 암을 비롯한 여러 질병의 원인인 활성산소를 제거하는 것이므로 매우 중요한 물질로서 각계에서 주목하고 있고, 나는 이 고분자항산화제 SOD의 주사와, 내복용(內服用)인 저분자항산화제의 개발을 10년 전부터 다뤄오고 있는데, 그것이 성공적이어서 훌륭한 치료효과를 거두고 있습니다. 또한 근래 10여 년 동안 많은 제약회사에서도 항산화제(특히 고분자 SOD 주사)의 개발에 주력하고 있습니다.

항산화제 개발의 역사와 현황 그리고 항산화제의 작용과 문제점, 게다가 내가 10여 년 전 프랑스 파리물리화학연구소의 미켈송 박사

---

17) SOD유도능이라고 함.

로부터 넘겨받은 리포조말 SOD주사라든가 내가 직접 개발해서 현재 스테로이드와 함께 항염증작용(抗炎症作用)을 발휘해서 많은 교원병·난치병 등에 훌륭한 효과를 나타내고 있는 천연의 저분자 항산화제 (SOD작용식품)[18] 등에 대해서는 제 6 장에서 간단하게 소개하겠습니다. 그리고 더 자세히 알고 싶은 분은 최근에 펴낸 《격증하는 활성산소가 죽음을 부른다》 또는 인용문헌을 참조하기 바랍니다.

3. 활성산소가 체내에서 격증하게 되는 조건

(1) 균이나 곰팡이를 잡아먹는 식세포(食細胞)

일반적으로 세균·곰팡이 등의 이물질이 체내로 침입해 왔을 때, 그것을 그대로 방치해 두면 체내에서 번식해서 마구 날뛰게 되므로 아주 큰 문제가 생깁니다. 그래서 이것을 막고자 식세포[19]가 동원되어 그림 4에서 보듯이 이물질을 먹으러 달려옵니다. 이러한 기능을 '탐식(貪食)'이라고 부릅니다.

이물질을 먹으러 온 식세포는 계속적으로 침입해 오는 이물질을 또 다시 탐식해야 하는데, 그렇게 하기 위해서는 먼저 먹은 이물질을 용해시키지 않으면 안 됩니다. 그래서 식세포의 막(膜)에서 활성산소가 만들어지면 그것이 세포 안으로 방출되어, 잡아먹은 균이나 곰팡이가 용해되는 구조로 되어 있습니다.

식세포 안으로 침입한 이물질에 대해서, 식세포가 이러한 일련의 작용을 반복하고 있는 사이에, 식세포의 막에서 만들어진 활성산소는

---

18) 니와박사의 연구개발로 제품화된 저분자활성형 항산화제인 SOD작용식품의 상품명은 *Niwana*임 — 역자.
19) 주로 호중구(好中球)와 마크로 파아지라는 세포.

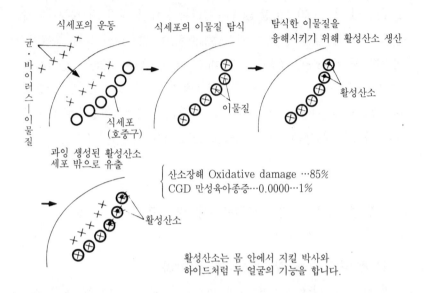

식세포의 운동   식세포의 이물질 탐식   탐식한 이물질을
융해시키기 위해 활성산소 생산

균
·
바
이
러
스
ㅣ
이
물
질

식세포
(호중구)

이물질

활성산소

과잉 생성된 활성산소
세포 밖으로 유출

{ 산소장해 Oxidative damage …85%
CGD 만성육아종증…0.0000…1%

활성산소

활성산소는 몸 안에서 지킬 박사와
하이드처럼 두 얼굴의 기능을 합니다.

그림 4. 침입한 이물질에 대한 식세포의 활성산소 생성

세포 안뿐만 아니라 세포 밖으로도 흘러나가기 시작합니다(그림 4).
균이나 곰팡이를 분해시킬 수 있는 정도의 힘이 있는 활성산소는 혈
관 내벽(內壁)이나 내장을 공격해서 손상시키고, 갖가지 질병을 초래
합니다.

　여기에서 꼭 알아야 할 것은, 활성산소는 침입해 온 세균이나 이
물질을 분해시키기 위해서는 없어서는 안 될 물질이라는 점입니다.

　만약 활성산소가 식세포막에서 만들어지지 않는다면 어떻게 되겠
습니까? 요즘 만성육아종증(慢性肉芽腫症)이라는 난치병이 있습니다.
이 난치병은 침입해 온 균이나 바이러스를 식세포가 잡아먹기는 하
는데 활성산소가 식세포막에서 생성되지 않아, 이것을 분해시킬 수가
없어서, 다시 들어온 균이나 바이러스에게 당하여, 이물질들이 몸 안
에서 마구 날뛰게 되어 곧잘 죽는 질병입니다. 활성산소에 의한 질병
으로는 처음으로 이 만성육아종증이 주목되었던 것입니다.

그러나 최근에는 활성산소가 너무 많이 생산되어 세포 밖으로 흘러나가서 몸에 '해(害)'를 입히는 경우가 훨씬 많아졌습니다. 이를 산소장해(酸素障害)라고 부르며, 모든 병의 80~90퍼센트에 이릅니다. 한편 처음에 주목되었던 활성산소의 결핍으로 생긴 만성육아종증 등은 환자 수가 일본 전국에 겨우 100여 명 정도로서 이것을 백분율로 따지면 모든 병의 소수점 이하로밖에는 나타나지 않습니다.

거듭 설명했지만, 이 책에서 내가 환경오염에 관련해서 언급한 활성산소는 너무 많이 생산되어 해를 입히는 경우입니다. 따라서 활성산소는 원래 몸에 꼭 필요한 물질이지만, 지나치게 많은 분량이 생산되면 해가 되는 양면성을 가지고 있다는 점을 잊지 마십시오.

(2) 자외선과 활성산소
① 자외선의 역할 ― 활성산소를 발생시켜 살균작용을 한다

여러분 겨울을 지낸 이불이나 옷들을 여름에 햇볕 아래 말리는데, "왜 그렇습니까?" 하는 질문에, "태양에서 나오는 자외선으로 소독하기 위해서입니다" 하고 대답하는 분들은 꽤 있습니다. 그러나 "그렇다면 왜 자외선을 쬐어주면 소독이 됩니까?"라는 물음에는 대답하는 분들이 없습니다.

자외선이 지상의 물체를 내리 쪼이게 되면, 4종류의 활성산소 가운데 가장 강한 싱글렛옥시젠($^1O_2$)이 발생됩니다. 이때 발생한 싱글렛옥시젠이 습기가 있는 이부자리나 옷 안의 세균과 곰팡이를 죽여버립니다.

그러므로 만약 지금 지구의 몇십~몇백 킬로미터 위를 두껍고 검은 구름이 2, 3개월 동안 덮고 있어서 태양광선이 지구에 닿지 않는다면, 지구는 세균과 곰팡이의 번식으로 큰일나게 됩니다. 지구상의 살균은 자외선에 의해서 발생되는 활성산소에 의해서 지켜지고 있는 것입니다.

② 기미·주근깨는 자외선·활성산소가 원인

'활성산소는 양면성을 가지고 있어서, 적당한 분량의 활성산소는 몸에 꼭 필요하지만, 지나치게 많으면 인체에 해를 입힌다'라고 설명했습니다. 자외선은 살균을 위해서는 필요한 것이나 지나치게 얼굴이나 손이 자외선에 노출되면 '기미·주근깨'가 생기게 되고, 게다가 자외선의 조사(照射)가 너무 강하면 피부암에 걸리게 되므로 바로 살인광선이 되어버립니다.

'기미·주근깨'를 형성하는 멜라닌색소의 형성과정을 설명하겠습니다. 그림 5와 같이, 몸 어디에나 존재하는 필수아미노산 가운데 하나인 티로신이 산화(酸化)되어 우선 도파로 변화되고, 다음으로는 키논으로 그리고 이 키논이 인돌과 반응함으로써 인돌이 겹쳐지는데,[20] 이

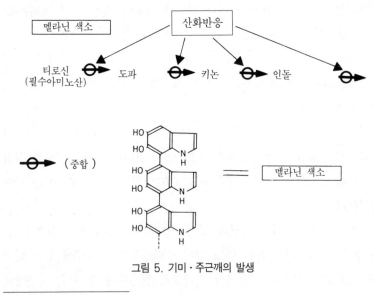

그림 5. 기미 · 주근깨의 발생

---

20) 이것을 중합(重合)이라고 함 — 역자.

것이 곧 누구나 싫어하는 기미와 주근깨의 멜라닌색소가 되는 것입니다.

이 반응식은 모두 산화반응입니다. 활성산소는 대단히 산화력이 강해서 산화반응을 더욱 강력하게 진행시킵니다. 따라서 활성산소가 거기에 있기만 하면 티로신은 인돌의 중합반응으로 급격하게, 또한 아주 쉽게 진행될 것입니다. 그러므로 당연히 얼굴 등 햇볕을 직접 받는 부위에 '기미·주근깨'가 더욱 선명하게 나타납니다.

③ 살인광선을 조절하는 오존층

몇억 아닌, 몇십억 년 전에 지구가 용암덩어리이던 시대에는 태양광선에 그대로(정면으로) 노출되어 있었습니다. 그 태양광선에는 나의 저서[21]에서 자세하게 설명했고 그림 6에서도 보듯이, 모든 광선이 포함되어 있었습니다. 여러분이 보고 있는 가시광선에는 빨·주·노·초·파·남·보의 7가지 색이 들어 있는데, 이 가시광선도 역시 태양에서 나오는 광선의 일부입니다.

가시광선은 파장이 긴 것부터 빨·주·노·초·파·남·보의 순서로 존재합니다. 그림 6과 같이 가시광선 가운데 가장 긴 파장을 갖고 있는 적색보다 더 긴 파장의 광선은 근적외선이고 다음으로 더 긴 것이 원적외선입니다. 이 원적외선 가운데 어떤 파장(4~14미크론)을 육성광선(育成光線, growth ray)이라고 하는데, 이것은 사람을 포함한 동·식물의 성장에 꼭 필요한 광선으로서 세포의 활동성을 높여주거나, 혈액의 흐름을 원활하게 해주는 힘을 가지고 있습니다.

또한 4~14미크론 파장의 원적외선은 최근 문제거리인 오염된 물의 결정(重合된 체인)을 절단할 수 있는 에너지도 가지고 있어서, 물

---

21) 니와 유키에, 남원우 역, 《물, 생명과 건강의 과학》(지식산업사, 1997).

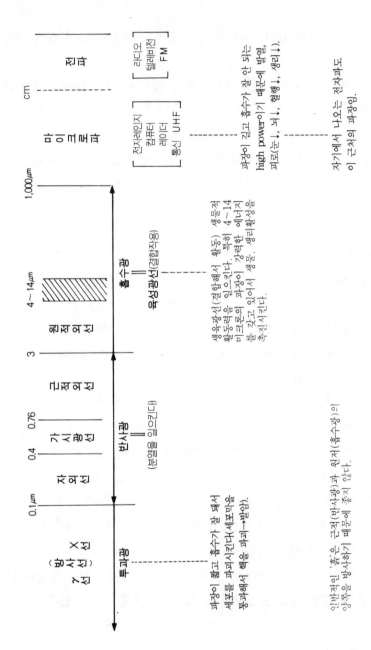

그림 6. 태양광선의 파장별 분류

을 아주 깨끗하게 만들 수 있습니다. 그러므로 이러한 파장의 원적외선을 방사하는 세라믹이나 플라티나·토르말린·천강석(天降石, SGES) 등이 수돗물 정화에 응용, 사용되기도 하고, 또한 건강기구·의류·서포터 등으로 제조되어 판매되고 있습니다.

한편 가시광선 가운데 가장 파장이 짧은 보라색보다 더욱 파장이 짧은 광선이 자외선이고, 그 다음이 방사선입니다. 파장이 짧은 만큼 동·식물의 몸 속 깊은 곳까지 침투할 수 있는데, 이 광선은 그곳에서 활성산소를 발생시켜서 동·식물 모두를 살상(殺傷)하는 살인광선이 됩니다.

자외선에 대해서는 이미 설명한 대로 활성산소 가운데, 가장 강력한 싱글렛옥시젠($^1O_2$)을 발생해서 곰팡이나 세균류를 죽이는데, 점차로 자외선의 조사량이 많아지면 동·식물까지도 죽이게 됩니다.

지구가 용암으로 뒤덮여 있던 시대에는 태양광선 가운데 살인광선인 방사선과 자외선이 지구상으로 몽땅 내리쬐였는데 이 시대에는 동·식물이 전혀 없었으므로 아무 상관이 없었으나 지구의 용암이 굳은 후의 지상에서 동·식물과 사람이 살 수 있게 된 지금의 상태는 '신의 섭리' '자연의 섭리'라고 하지 않을 수 없습니다. 그림 7에서 볼 수 있듯이, 지상 수백 킬로미터에 띠 모양의 전리층(電離層)이 생겨났습니다.

전리층은 태양광선 가운데 살인광선인 방사선을 거의 전부, 태양으로 되돌려버리고(반사), 그 아래에 역시 얇은 띠 모양의 오존층이 생겨났습니다. 이 띠들이 태양의 자외선으로부터 지상의 생물을 보호하는 역할을 하고 있습니다. 따라서 지구상으로는 살균에 필요한 양의 자외선만을 내리쬐고, 그 이상의 자외선은 오존층에서 반사시켜버립니다. 이렇듯이 자외선 자체가 지구에 그대로 내리쪼인다면, 방사선과 더불어 동·식물을 몽땅 죽이는 살인광선이 됩니다.

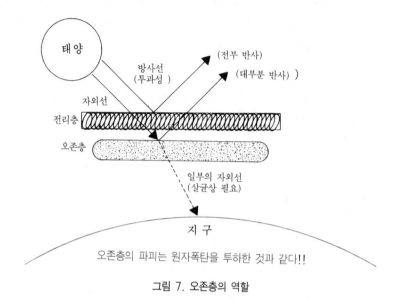

그림 7. 오존층의 역할

나의 연구소의 기계에서 자외선을 발생시켜서 동물실험을 자주 하다가 실수로 쥐에게 자외선을 너무 오래 쪼인 적이 있었는데 그때 쥐는 죽어버렸습니다. 살인광선인 자외선을 적당하게 조절해서 우리의 건강에 도움을 주도록 해주는 것이 바로 오존층입니다.

④ 오존층의 파괴는 인류의 멸망, 불지옥을 초래한다

그런데 근래 20~30년 동안 냉방장치에 사용하는 프레온가스의 사용량이 격증하고, 공장·가정에서 사용하는 일반 연료에서 발생하는 탄산가스(CO_2)도 계속 증가한 결과로 오존층이 손상되어 구멍이 뚫리고, 신이 지구의 살균에 필요한 만큼만 내려주던 자외선은 그 양보다 훨씬 많이 내리쪼이고 있습니다. 그 결과로 생기는 병(기미·주근깨·피부암 등)이 최근 점점 증가하고 있습니다.

정부와 환경청 또 세계환경보존회의의 모든 분들이 분명하게 기억하고 있어야 할 사실은, 자외선이란 방사선과 함께 '살인광선'이라는 점을 더 철저히 인식하여야 할 것입니다.

인류에게 주는 경고의 메시지로 개구리를 예를 들어 설명하겠습니다. 개구리의 피부에는 자외선으로부터 발생하는 활성산소($^1O_2$)를 제거하는 SOD 등의 효소가 다른 동물에 비해서 원래 적어(효소의 유도능이 낮다), 최근 미국학자들의 조사에 의하면 오존층의 파괴가 진행됨에 따라 개구리는 강력한 자외선에 노출됨으로써 대량으로 발생하는 활성산소를 자체 처리하지 못하게 되어 절멸 위기에 처해 있다고 합니다. 그러고 보니, 나는 지금 시골에 살고 있는데, 옛날에는 장마철 모내기 때 비가 올 것 같으면 개구리가 일제히 "개굴 개굴" 울어 댔으나 요즘에는 거의 그 울음소리가 없습니다.

여러분은 느끼지 못했습니까? 나의 학창 시절에는 해수욕을 가면 첫날은 피부가 '빨갛게' 되었던 것을 기억합니다. 그런데 요즘에는 어떻습니까. 하루만에 '검은 색'이 돼 버립니다! 그것만으로도 자외선이 엄청나게 강렬해졌다는 사실을 알 수 있습니다.

이것은 개구리나 해수욕만으로 끝나는 문제가 아닙니다. 이 개구리 이야기는 인류의 가까운 장래를 내다볼 때 정말로 심각한 비유적 이야기입니다. 프레온가스와 탄산가스의 격증으로 인한 오존층의 파괴는 살인광선인 자외선 증가를 초래하고 있어 이대로 간다면 인간도 절멸의 위기를 맞이하게 될 것입니다.

⑤ 오존층의 파괴·피부암의 격증·호주의 참상

호주의 예를 들어 보겠습니다. 호주의 백인 조상은 영국의 북단(北端)에 거주하고 있던 아일랜드인으로서, 조상 대대로 자외선이 약한 북쪽에서 살고 있었는데 18세기에 이르러 자외선에 대한 피부의 방파제(防波堤) 없이, 자외선이 강력한 아열대의 호주 동북부로 이주하게 되었습니다. 그래서 호주의 동북부는 인구에 비해서 세계적으로 가장 많은 피부암(악성피부흑색종) 다발 지역이 되었습니다.

그러던 것이 근래에 프레온가스와 탄산가스가 증가함에 따라 오존층의 구멍 확대로 자외선이 늘어난 탓에 호주 전역으로 피부암이 점점 증가하고 있습니다. 호주의 급격한 피부암의 증가는 실로 경이적인데 일설에 의하면 13명 가운데 1명은 피부암은 아니더라도 자외선에 의해서 발생되는 활성산소에 의한 한 심한 피부염증 혹은, 전암증상(前癌症狀 : 일광각화증 日光角化症, solar keratosis)을 나타내고 있는 환자라고 합니다.

최근에는 호주의 백인들은 모두 자외선을 차단하는 선글라스를 끼고 긴 소매옷을 입고 있으며, 어린이가 긴 소매의 옷을 입지 않고 외출하면 부모가 벌금을 물어야 하는 실정이라고 합니다. 창문 유리도 거의 자외선 차단유리로 바꾸었다고 합니다.

호주의 대학교수들도 이상하게 격증하는 자외선에 의한 피부암에는 어쩔 도리가 없어 "앉아서 죽음을 기다리는 것뿐"이라는 말이 있듯이, "앉아서 암화(癌化)를 기다리고, 그리고는 죽음을 맞이하는 것뿐"이라는 말이 가장 적합할 정도의 참상이라고 합니다.

나는 자외선·활성산소의 연구 및 과잉한 활성산소로 인해서 발생하는 여러 가지 질병에 대한 치료에 오랜 경험이 있어 호주의 대학교수분들과 협력해서 격증하는 호주의 피부암에 대한 근본적 원인을 제거하기 위한 대책 및 치료법을 검토하고 있었습니다.

호주의 자외선에 의한 참상에는, 지금까지 설명한 것 이외에도 다음과 같은 커다란 요인이 있습니다. 그 하나는, 아무래도 오존층에 커다란 구멍이 생긴 곳은, 지구의 남쪽이나 북쪽으로 치우쳐져 있는 것 같습니다. 그 원인은 역시 '자연의 섭리'라고 생각되는데, 만약 햇빛·자외선이 강한 적도(赤道) 바로 아래에서 오존층에 커다란 구멍이

생겼다면 그야말로 열대·아열대 주민을 포함한 동·식물은 대량의 자
외선으로 발생된 막대한 활성산소에 의해서 전멸해 버릴 것입니다.
따라서 지상에서 발생한 프레온가스와 탄산가스가 상공으로 날라 올
라가고 있어도 되도록 태양광선이 그다지 강하지 않은 북쪽이나 남
쪽으로 가서 커다란 구멍을 낸 것이 아닐까 생각합니다.

이런 이유로, 예전에는 아열대의 호주 동북부에 피부암이 많이 발
생했었는데, 최근에 와서는 상황이 바뀌어, 남쪽의 서늘하고 인구가
밀집되어 있는 곳(시드니, 맬버른 등)에서 피부암·전암증상(前癌症狀)
또는 강한 일광피부염이 많이 발생하고 있습니다. 이제 피부암의 공
포는 호주 전역으로 퍼지게 된 것입니다.

다음에 최근 호주 다음으로 캐나다에서도 피부암이 급격하게 증가
하기 시작했다고 합니다. 물론 일본에서도 오존층의 파괴로 인한 피
부암이 당연히 증가하고 있고, 강한 일광피부염과 전암증상인 일광각
화증의 환자 수도 급증하고 있습니다.

나는 강력한 자외선이 생산하는 활성산소를 제거하는 SOD작용물
질[22]을 개발해서 점차적으로 이러한 환자들에게 투여하고 있고, 활성
산소제거제인 내복제·외용제를 최근 심각해진 일광피부염·일광각화
증의 환자에게 사용해서 우수한 치료 효과를 얻고 있습니다. 또한 피
부염으로 발전한 환자에게는 뒤에서 설명할 BG-104도 병용해서 복
용시킴으로써 훌륭한 효과를 얻고 있습니다. 자외선에 의한 피부암의
위협 아래 있는 현대에 내가 개발한 천연 SOD작용물질은 강력한 자
외선으로부터 자신을 지키고, 피부암에 대한 예방을 위해서라도 꼭
필요한 상비약, 상비식품이라고 할 수 있습니다.

---

22) 천연원료를 특수 가공하여 저분자화시킨 활성형 항산화제로서 그 상품명은
  *Niwana*이다 — 역자.

⑥ 오존층의 파괴는 지상의 인류를 수몰시킨다

남쪽과 북쪽의 오존층에 커다란 구멍이 많이 뚫려 있는 탓에, 다음과 같은 곤란한 일이 발생하고 있습니다. 그것은 햇빛과 자외선이 증가함에 따라서 북극과 남극의 빙산이 점점 녹기 시작한다는 사실입니다. 따라서 지구로 내리쪼이는 자외선의 증가는 피부암 환자의 증가뿐만 아니라 바닷물의 수위를 상승시키게 됩니다. 지금처럼 프레온가스와 탄산가스가 지상에서 계속 증가하여 상승한다면, 10년 혹은 십수 년 후에는 바다의 수위가 50~100센티미터 정도 상승하게 되어 뭍에서 사는 많은 집이 수몰되어 지상의 약 80퍼센트의 사람들은 자신의 주거를 빼앗길 것이라고 예측됩니다. 아차! 하고 정신을 차릴 즈음에는 이미 《성경》의 '노아의 홍수'처럼 무서운 참상 속에 있을 것입니다.

게다가 처음에 자외선에 대해 설명했듯이, 강력한 자외선은 방사선과 마찬가지로 살인광선이므로 피부암 발생이 증가하고, 해수면의 수위 상승 외에도 지구상의 모든 동·식물의 생명까지도 앗아가버릴 것입니다. 자외선은 정말로 무서운 광선입니다.

⑦ 멜라닌 색소는 자외선의 방파제이다

이것은 좀 흥미로운 이야기입니다만, 예전부터 호주 동북부에서 피부암이 많이 발생하고 있는 이유는 그들의 조상은 대대로 강한 자외선을 쪼이고 있지 않던 켈트인이었는데, 이들이 세계에서 가장 자외선이 강한 호주 동북부로 이주해 온 탓이라고 설명했습니다. 켈트인은 선조 대대로 지구 북쪽에서 살고 있었으므로 강한 자외선에 노출되지 않았습니다. 이러한 근거로 그들에게는 자외선에 대한 피부의 방파제가 생겨 있지 않은 데다가 강력한 자외선이 직접 닿은 피부에 깊숙이 침투한다고 설명했습니다.

또한 자외선에 지나치게 노출되면, 자외선에 의해서 발생하는 활성산소가 피부의 티로신을 산화시켜 멜라닌 색소가 생성되고(그림 5) 그것이 곧 기미·주근깨가 된다고도 설명했습니다. 여기서 흥미 있는 것은, 자외선으로 인해서 생기는 기미·주근깨의 멜라닌 색소는 겉보기에는 흉하지만 이것이 자외선에 의해서 발생하는 활성산소를 막는 방파제 역할을 한다는 사실입니다.

멜라닌 색소에는 활성산소를 제거하는 '담체(용해하는 역할을 한다 ; scavenger) 작용'이 있다는 것이, 이미 10년 전에 미국의 저명한 피부과 학자 파다크 교수에 의해서 발표되었습니다. 인체의 구조와 자연의 섭리는 오묘하게 짜여 있어서 자외선에 의해서 생긴 언뜻 보기에 좀 흉한 기미·주근깨는 더 이상 자외선에 대한 해가 피부에 미치지 못하도록 하는 방어작용을 합니다. 바꿔 말하면 몸을 피부암 등으로부터 지키고자 하는 신체의 방어 반응으로서 기미·주근깨가 생긴다고 할 수 있습니다.

유색인종과 백인종과의 차이를 보건대, 유색인종 특히 열대에 사는 흑인종은 피부의 짙은 색소는 있는데, 그것은 멜라닌 색소의 일종이므로 자외선으로부터 발생하는 활성산소를 제거하는 작용이 있습니다. 유색인종은 자외선이 강한 지역에서 조상 대대로 살아왔으므로 자연의 방어작용으로서 몇천 년, 몇만 년이 흐르는 사이에 피부에 멜라닌 색소가 많이 생겨 열대의 강력한 자외선이 발생시키는 활성산소로부터 피부를 보호하도록 짜여진 자연의 섭리라고 생각됩니다.

그러한 이유로 말미암아 자외선이 강한 열대·아열대의 유색인종은 피부암을 일으키지 않습니다.

흑인의 피부가 검은 것은 그들이 살고 있는 열대의 강력한 자외선으로부터 그들의 피부를 지키기 위해서입니다. 그러므로 백인은 조상 대대로 비교적 적도에서 멀리 떨어져 있는 지역에서 살아온 탓에 자외선으로부터 피부를 지켜주는 멜라닌 색소가 침착되어 있지 않을 뿐더러, 멜라닌 색소가 침착되어 자외선에 의해서 발생되는 활성산소로부터 피부를 지킬 필요조차 없었습니다.

그러던 것이 1700년대 영국 북부의 켈트인은 갑자기 자외선이 강한 아열대로 옮겨 온 탓에, 피부암이 발생하는 원인이 되었고, 또 한 가지 최근 지구의 환경오염으로 프레온가스·탄산가스의 격증으로 인해서 오존층에 구멍이 뚫린 탓에 자외선의 영향이 그다지 없던 지역까지 강력한 자외선이 내리쬐게 되자 피부암이 많이 발생하게 되었습니다.

⑧ 정치에 경종(警鐘)을……

이상과 같이, 호주를 비롯한 캐나다 등지에서 살고 있는 백인의 참상은 차마 눈 뜨고는 볼 수 없을 정도이고, 또한 남극·북극의 빙산이 녹고 있으므로 이미 지구의 해수면은 상승하기 시작했습니다. 우리들 유색인종도, 자외선으로 인하여 발생하는 활성산소를 제거하는 멜라닌 색소의 피부 방파제가 아무리 견고하다 해도 가혹한 자외선의 영향에서 벗어날 길이 없을 것입니다. 오존층에 구멍이 계속 확대되어 간다면 아무리 자외선에 강한 유색인종이라 하더라도 자외선으로 말미암아 발생하는 활성산소에 저항할 수 없게 되어, 호주나 캐나다와 마찬가지로 언젠가는 피부암이 격증하게 되는 날이 올 것입니다. 그렇게 되면 지구상의 동·식물의 사멸은 피할 길이 없게 됩니다.

"프레온가스의 규제가 2000년까지 연기되었다" 등의 중대하고도 한편 어처구니없는 결정이 언론에 보도될 때마다, 나는 가슴속 깊은 곳에서 울어나오는 분노를 참을 길이 없습니다.

방사선과 농약·살충제 등은 결국 관계당국을 궁지에 몰아넣음으로써 규제하게 되었으나 오존층만은 프레온가스·탄산가스를 이제 와서 제아무리 규제한들 이미 뚫려버린 구멍은 어떻게 할 방법이 없습니다.

이 책을 집필하던 중에 6월 4일자 신문이던가에 이미 선진국의 프레온가스·탄산가스의 규제는 한계에 도달해 있어서, 이 이상 규제를 강화하면 기업 경영에 악영향을 미치게 되므로 경제개발도상국가의 프레온가스·탄산가스를 규제하지 않으면 안 되게 되었다는 기사를 읽었습니다. 프레온가스 제조회사나, 탄산가스를 대량으로 발생시키는 일반연료의 보호를 고려해서 이러한 내용의 발표를 한 듯한데, 가스제조회사나 그것을 이용하는 회사가 10개 아니 20개가 도산하는 것과, 인류전멸의 위기를 구하는 길을 비교할 때 어느 편이 더 중요한 것인지는 자명한 일입니다. 정부는 어떻게 하여 그러한 미온적 태도를 취한단 말입니까! 세계 각국의 정부 요인들은 하루 아니 한 시간이라도 속히 오존층 보호의 단호하고도 강력한 입법을 자국(自國)이 솔선해서 성안·시행함으로써 지구촌 시대에 걸맞는 정책을 당장 실천에 옮겨야 합니다.

(3) 방사선은 암을 낳는다

지금까지 설명한 태양광선 가운데 방사능은 직접적으로 지구상에 내리쪼이지 않고 있으나, 그것은 원자폭탄 등에 이용되고 있습니다. 원자폭탄이 투하되면, 식물이나 동물이 모두 죽어 없어지는 무서운 방사선, 또 최근 자주 일어나는 원자력발전소 사고로 생기는 방사능 누출의 공포는 독자들이 알고 있으나, 그 실체인 살인메커니즘에 대해서는 자세히 알지 못할 것이므로 여기에서 활성산소와 더불어 그 내용을 쉽게 설명하겠습니다.

먼저 세포 가운데서 가장 중요한 부분을 핵(核)이라 하면, 그림 1에서 보듯이 핵 가운데서도 가장 중요한 것이 유전자입니다. 유전자는 DNA라고 하는 라이보스(5단당의 인산염)와 염기(鹽基)가 결합한

4종류의 뉴클레오티드로 되어 있는 핵산(단백질)으로 이루어져 있어 세포의 기본이 되고 있는 특성을 나타내며, 분화·증식에 직결되어 있는 중요한 것입니다.

방사선은 앞에서(제 1 장·제 3 장) 설명했고 또한 뒤에서 설명하겠지만, 농약(paraquart)과 블레로마이신이나 안트라사이클린계의 항암제 등과 그 작용과정이 한치의 오차도 없이 똑같아서, 세포의 가장 중요한 부분인 핵의 DNA에, 활성산소 가운데서도 두번째로 강력한 하이드록시래디칼 OH•(그림 3)를 만들어내어 핵의 DNA를 파괴합니다. 따라서 방사선을 대량으로, 또는 직접적으로 받은 동·식물은 곧 죽습니다.

방사선은 '살인'에 사용될 뿐만 아니라, 치료나 검사에도 사용되고 있습니다. 다시 말해서 방사선에 쪼인 암세포는 당연히 죽으므로 이 작용을 이용해서 예전에는 곧잘 자궁암 치료에 사용되었습니다. 사람의 정상 세포에 방사선이 쪼이면 크게 다치므로 비교적 고립해 있는 장기를 겨냥합니다.

이러한 장기가 바로 자궁인데, 방사선이 통과하지 않는 납판(鉛版)에 자궁암 크기만큼의 구멍을 뚫고, 환자 몸의 그 이외의 표면은 납판으로 가려서 방사선에 노출되지 않게 한 후 방사선을 쪼입니다. 이 방법을 쓰면 자궁암 세포는 당연히 죽습니다. 그러나 아무리 납으로 가렸다 하더라도 자궁 주위의 정상조직까지도 붕괴됩니다. 그러므로 그 부위에서는 진물이나 고름이 나오게 되어 몇 년이고 치료를 받지 않으면 안 되는 환자들을 예전에는 많이 볼 수 있었습니다.

방사선에 의한 암치료는 자궁암뿐만이 아니라 각종 암·백혈병에도 사용되고 있습니다. 그러나 방사선은 암세포만이 아닌 사람의 정상 세포도 죽게 만드는데, 암세포는 사람의 정상 세포보다도 몇십 배나 생명력이 강해서, 설령 암세포가 죽지 않는다 해도 방사선요법을 계속하면 환자쪽이 먼저 죽게 됩니다. 그러므로 방사선을 조사하는 데는 제한과 한계가 엄격히 규정되어 있어 이것을 지킨 범위 내에서도 방사선을 쪼인 환자들은 곧잘 몸에 이상이 생깁니다. 그것은 특히 권태로움을 느끼거나, 중요한 혈액세포(혈소판이나 식세포·림프)의 격감과 불임증(不妊症, 남성이면 고환의 정자가 손상 당했기 때문임), 그리고 새로운 암이 발생하게 됩니다.

또한 방사선은 엑스레이 촬영 때에도 쓰이고 있습니다. 방사선이 엑스레이에 어떻게 응용되는지는, 이미 앞에서 자세하게 설명했으므로 여기에서는 생략하겠습니다.

(4) 암 발생의 원인이 되는 화학물질 : 농약·살충제·의약품 등

이미 설명했듯이, 농약(제초제), 살충제, 의약품(주로 항암제) 등의 화학물질이 인체에 들어가면 활성산소를 대량으로 발생시킵니다.

신문지상을 가끔 떠들썩하게 하는 제초제·파라콰트(그라마키손)가 바로 그것입니다. 파라콰트를 잡초에 뿌려놓고 다음날 보면 잡초들은 아주 깨끗하게 죽어 있습니다. 이 작용은 이미 설명한 방사선과 꼭 같은 경로인데, 잡초의 세포 핵의 DNA의 반응식에 의해서, 강력한 OH • 가 만들어지고 이것이 DNA를 파괴해 버립니다.

이것은 제초제로서 농민들의 손 안에 있는 것이므로 자살이나 타살의 목적으로 자주 이용하기도 하는데, 치사율은 거의 100퍼센트로 구급병원을 애먹이는 문제 물질입니다. 사람의 경우 이것을 먹으면 곧바로 폐로 가서, 폐세포 핵의 DNA를 파괴하여 폐의 탄력성(호흡능력)을 없애는데, 단번에 6그램 이상 먹을 경우에는 구급병원의 갖은 치료에도 불구하고 1주일 안에 거의 목숨을 잃게 됩니다.

파라콰트를 자살·타살에 이용하듯 대량으로 먹지 않더라도, 그것을 사용하는 농민이나 그 주위의 사람들에게 이것이 아주 조금씩 코를 통해 몸 속으로 들어가서 서서히 축적되어 기형이나 암 등의 모든 병을 일으킬 수 있는 위험이 있습니다.

살충제 가운데 어떤 종류는 곤충의 더듬이 세포의 DNA에서 OH・를 만들어 DNA를 파괴시킴으로써 곤충이 날지 못하게 해서 죽이는 것이 있습니다. 살충제를 계속적으로 사용하면 파라콰트와 마찬가지로 축적작용에 의해서, 사람의 건강을 해친다는 것은 의심할 여지가 없습니다.

의료품 가운데서도 특히 항암제인 블레오마이신에서 안트라사이클린계의 것, 즉 아드리아마이신・다우노마이신 등은 암세포 핵의 DNA에서 OH・를 만들어 DNA를 파괴시킴으로써 암세포를 죽이는데, 이것도 방사선과 마찬가지로 사람의 정상 세포도 죽이기 때문에 사용량에 한계가 있고, 암 환자의 사인(死因)의 상당수가 암 자체보다도 항암제에 의한 것이라는 사실은 당연한 일입니다.

물론 이러한 항암제는 되도록 암세포만을 공격하도록 만들었으나, 그렇다 해도 상당량이 정상 세포에 도달합니다. 그러면 암세포와 정상 세포의 생명력의 엄청난 차이 때문에, 사람의 정상 세포가 먼저 죽어버립니다.

(5) 배기가스·매연 등의 질소산화물은 암을 발생시킨다

최근 체내에서 활성산소를 대량으로 발생시키는 물질로서 주목되어 온 환경오염물질 가운데 질소산화물이 있습니다. 이것은 주로 자동차의 배기가스나 석유화학공장·제조공장의 매연 속에 대량으로 함유되어 나옵니다.

질소산화물은 사람을 포함한 동·식물의 체내에서 활성산소를 대량으로 발생시켜서, 암을 포함한 많은 질병의 원인이 됩니다. 오늘날 세계에서 가장 걱정되는 공해물질로는 질소산화물을 들 수 있습니다.

뒤에서 설명하겠지만 아토피성 피부염 등도 최근에 환자 수가 늘고 있는데다가 그 증상까지 심해지고 있어서 문제가 되고 있는데, 석유화학 콤비나트나, 인구가 밀집되어 있고 자동차 수가 많은 공업도시, 대도시에서 이러한 환자가 이상하리만치 많고 또 중증 환자도 극단적으로 집중되어 있습니다.

이들 지역에서 대량으로 배출되는 질소산화물이, 체내에 들어가면 활성산소를 증산시키고 그것이 지질(脂質)과 반응해서 과산화지질을 만들어 환자 피부의 보습기능을 없앤다는 사실이 증명되었습니다. 니와면역연구소(丹羽免疫硏究所)에서는 질소산화물을 아토피성 피부염의 격증, 중증화(重症化)의 주범으로 보고 있습니다.

다음 항에서 매연과 폐암 관계를 설명하겠지만 최근 담배를 피우지 않는 (특히 여성)분들에게도 폐암이 증가하고 있는 것으로 보건대, 오염된 질소산화물을 매일같이 들이마신 탓에 폐에서 대량의 활성산소가 만들어짐으로써 폐암이 발생된 것이라고 생각합니다.

(6) 흡연으로 폐암 환자가 격증하는 메커니즘

담배에 대량으로 들어 있는 타르는 폐 속으로 흡입되면, 폐의 식세포막에서는 활성산소가 대량 생산됩니다. 이것은 식세포가 폐 속에 들어온 담배의 타르로 다가가서 잡아먹고(탐식이라고 부름), 이것을 용해시키고자 활성산소가 식세포의 막에서 활성산소를 만들어내는 것입니다. 그러나 담배의 진은 끈적이는 것이어서 좀처럼 용해되지 않기 때문에 세포막에서는 더욱 많은 활성산소를 만들어야 합니다. 이렇게 대량으로 방출된 활성산소는 식세포 밖으로 흘러 나가서 폐포(肺胞) 벽에 붙거나 폐에 만성적으로 자극을 주게 되므로 발암의 원인이 되는 것입니다. 어떤 학자의 보고에 의하면, 담배 한 개비를 피울 때마다 폐에서는 20조 개의 활성산소가 발생한다고 발표한 바가 있습니다.

따라서 하루에 40개비와 50개비의 담배를 피우는 사람은 약 20분 마다 1회씩 폐의 세포벽에 자극을 주는 결과가 됩니다. 그리고 증가한 활성산소는 당연히 폐의 조직벽에 만성적으로 자극을 주거나, 폐의 세포핵·유전자 DNA를 손상시킴으로써 돌연변이의 원인이 되어 결국 폐암이 되게 합니다.

5 일상생활에서 암 방어능력을 키워야 한다

종래에 생각되어 오고 있는 암에 대한 고전적인 인간의 '자연치유능(自然治癒能)'에 대해서 이론적 해명과 해설을 덧붙여서 설명하겠습니다. 여기에서는 현대의료를 과대평가해서 걸핏하면 약제에 의존하려는 현대인에게는 대단히 중요한 내용이므로 꼭 읽어야 합니다.

또한 암에 대한 고전적 방어능의 사고방식은 물론 오늘에 와서도 통용될 수 있는 부동의 이론이어서, 암의 요양(療養)에서 빠뜨릴 수 없는 중요한 내용입니다. 제 8 장에서는 최신의학에서 밝혀내고 있는 분자생물학(分子生物學)의 유전자 수준에서 생체의 암 방어물질 등에 대해 자세히 설명할 것입니다.

1. 생체방어기능의 강화로 암을 퇴치할 수 있다

사람의 몸은 세균이나 곰팡이·바이러스 등의 외적이나 이물질이 체내로 침투한 것을 방치해 둔다면, 침입해 온 외적이나 이물질이 몸을 점령하고 말기 때문에, 그림 4와 같이 식세포(주로 호중구와 마크로파아지)가 동원되어 이물질이 침입한 부위에 모여서[23] 이물질을 먹어 버립니다.[24] 그리고 또 다음으로 침입해 온 이물질도 잡아먹어야 하므로 이미 앞에서 설명했듯이, 활성산소를 식세포막에서 분비해서 잡아먹은 이물질을 녹여 없앱니다. 이러한 세균이나 곰팡이·바이러스·이물질 등에 대한 인체의 방어작용을 제 1 차생체반응(primary self defense)이라고 부릅니다.

이러한 균이나 이물질이 인체에 침입해 왔을 때, 인체에는 방어기

---

23) 이것을 식세포의 유주능(遊走能)이라고 함 — 역자.
24) 이것을 탐식(貪食)이라고 함 — 역자.

114

구가 하나 더 있습니다. 이것을 제2차생체반응(secondary self defense)이라고 부르는데, 이물질이 침입해서 식세포가 이것을 탐식하기 위해서 제1선에 동원됨과 동시에 그림 8과 같이, 같은 혈액 내에 림프구라는 세포가 침입자의 훨씬 뒤쪽에 방위선을 쳐놓아서 7~10일(긴 경우에는 2~3주간) 후 '항체(抗體)'라는 것을 만듭니다. 후일 같은 종류의 균이나 바이러스 등의 이물질이 침입했을 때, 이것을 먹으려고 식세포가 동원되지 않아도 방벽(防壁)인 항체가 균이나 바이러스를 막게 되어 있는 구조입니다.

예를 들면, 홍역에 걸린 적이 없는 아이가 홍역에 걸린 옆집 아이와 어울려 놀았다고 합시다. 그렇게 되면 식세포가 동원되어 바이러스를 잡아먹고 활성산소를 방출하여 잡아먹은 바이러스를 용해시킵니다. 그리고 그때 식세포에서 여분으로 만들어진 활성산소는 세포 밖으로 흘러나가서 주위의 조직을 붓게 만들거나 아프고 열이 나게 하

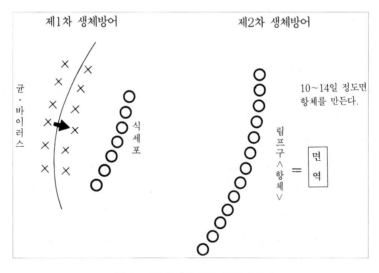

그림 8. 사람의 자연치유능(생체방어능)

거나 하는 등 바이러스와 식세포 사이에 대전쟁이 일어납니다. 이것이 여러분이 알고 있는 홍역에 걸렸을 때 나타나는 병적 증상입니다.

이 아이는 1주일 정도면 홍역이 치료되는데 그 후 7~10일, 아니면 2주일 정도 지나면 제 2 차방위선에 동원되었던 림프구가 항체를 만들어 놓습니다. 그리고 이 아이가 예를 들어 2개월 후에 다시 홍역에 걸린 아이와 논다고 합시다. 그러면 전과 같이 바이러스가 체내로 침입해 오는데, 이번에는 림프구가 후방에 방위선(처음 홍역에 걸리고 2, 3주일 이상이 지났으므로)인 항체를 만들어놓은 탓에 방위망이 완성되어 있으므로 식세포(제 1 차방어)의 힘을 빌릴 필요 없이, 이 항체가 홍역 바이러스를 막아줍니다. 이를 일컬어 "이 아이는, 한 번 홍역에 걸렸으므로 항체가 생겨서(또는 면역이 되었으므로) 홍역에 걸리지 않는다"라고 말합니다.

사람의 몸은 균이나 바이러스가 침입해 오면 이렇게 식세포의 유주능과 탐식력으로 인한 제 1 차생체방어능과 림프구의 항체에 의한 제 2 차생체방어 작용으로 몸을 지키는 구조로 되어 있습니다. 옛부터 약을 사용하지 않고도 병이 낫는 것을 '자연치유능'이라고 해왔는데, 이것은 대부분 자신의 식세포·림프구의 작용 덕분입니다.

자신의 체내에서 생겨난 암세포도 자신에게는 역시 이물질이고 외적입니다. 암세포가 체내에서 생겨나면, 식세포나 림프구(특히 킬러 T세포)가 암세포를 향해 때려 부수러 갑니다.[25] 그러나 암세포는 세균이나 곰팡이와는 달리 아주 강하고 또한 맹렬한 속도로 증식해 가는 것이므로 식세포나 림프구의 방어세포는 이에 대항하다가 잘려 없어지는 등 암세포에게 당하고 말며, 결국에는 암세포가 퍼지고 맙니다. 다음에 설명하겠지만 내가 개발한 훌륭한 효과와 함께 부작용

25) 암에 대한 방어능은 식세포보다는 대부분 림프구(킬러 T-세포)에 의한다.

이 전혀 없는 천연의 BG-104는 암세포를 향해 달려가는 킬러 T세포의 힘을 강력하게 지원해 줌으로써 암에 효과가 있다는 사실이 증명되었습니다.

보통 사람이라면 낫지 않고 당연히 죽어버리는 암 환자 가운데서도 몇백 명에 한 명은(완치되지는 않지만) 10년 혹은 20년 다행히 생명을 연장시키면서 생활하는 분들이 계십니다. 이러한 사람은 식세포나 림프구인 방어 세포의 힘이 뛰어나게 강력하기 때문입니다.

곧잘 "우리 아버지는 이 건강식품을 복용하고 암이 치료됐다"라든지 보통 사람에게는 아무런 효과도 없는 한방약을 가지고 와서, "우리 아버지는 이 한약을 드시고 10년도 넘게 암을 이겨내고 있다"라고 말하는 분들을 종종 봅니다. 이러한 건강식품이나 한약을 다른 암 환자에게 아무리 먹여도 조금의 차도도 없습니다. 이러한 환자는 건강식품이나 한약에 의해서 효과를 본 것이 아니라, 원래 암세포로 향해가는 킬러 T세포 등의 힘이 유별나게 강한 사람입니다. 마침 그러한 사람이 그 건강식품이나 문제의 한약을 먹었을 뿐입니다.

건강식품업자가 사람들을 한자리에 모아놓고, "○○로 암이 치료되었다"라든지, "△△로 암 환자가 생명을 10년 연장했다" 등의 체험 발표를 크게 하고 있는 것을 종종 볼 수 있는가 하면, "기공을 하면, 또는 명상을 하면 암이 치료된다"라고 기공만이 또는 명상만이 암의 특효약인 양 외치는 분들이 있습니다.

나는 항암제를 비롯한 화학약품에 대단히 비판적이며 천연의 생약을 과학적으로 개발해서 의학적인 실험을 거친 후에 그것을 환자에게 사용하고 있는 것으로 꽤 유명해진 탓인지 많은 건강식품이나 한방회사 사람들이 오셔서, "이 건강식품이 이 한방약이 암 환자에게 효과가 있습니다. 선생님의 연구소에서 실험해 주시지 않겠습니까" 하고 의뢰합니다.

예전에는 일일이 정중하게 이런 요망에 응해 주었으나, 요즘에는 연구소가 너무나 바쁘고 나 역시 그러한 일에 시간을 할애할 여유가 없으므로 업자들이 찾아오면 반드시, "그렇습니까. 암에 효과가 있다니 다행이군요. 그렇다면 그 상품으로 암을 고친 두 자리 수만큼의 환자를 데려와 보십시오. 나는 나의 개발품 BG-104로 호전된 사람을 세 자리 수만큼 데려 오겠소"라고 제청하면 모두 돌아가버립니다.

독자 여러분, 특히 암으로 곤란을 겪고 있는 환자분들과 그 가족 여러분들은 지푸라기라도 잡고 싶은 심정에 이러한 체험담이나 선전에 접하게 되면 곧장 달려드는 심정은 이해하겠습니다. 그러나 몇백 명 가운데 한 명에 속하는 암에 대한 저항력이 매우 강한 사람이 우연히 그 상품을 복용하여 치료된 것에 지나지 않다는 사실을 음미하기 바랍니다. 부디 주의하십시오.

2. 암 방어기능을 약하게 하는 수면부족·과로·스트레스

수면부족·과로·스트레스가 계속되면 체내 세포의 신진대사가 떨어져 세균·곰팡이·바이러스가 세포에 감염되면서 각종 바이러스 질병을 일으킵니다. 이미 설명한 바와 같이, 세균·곰팡이·바이러스 나아가서는 암세포 등을 공격하여 죽이는 식세포라든가 림프구는 수면부족·과로·스트레스가 계속되면 그 힘이 약화되어 각종 감염증(감기·독감·폐렴)에 걸리게 됩니다.

뇌에 있는 하수체시상하부(下垂體視床下部)에서 심장·위·장·대소혈관·소화액 분비·각종 장기에 내리는 지령이 차단되거나 혼선이 됨으로써 체내 각기관의 작용이 균형을 잡지 못하게 되는 일이 생기는데 이것의 원인이 수면부족·과로·스트레스가 쌓인 경우가 많습니다. 이

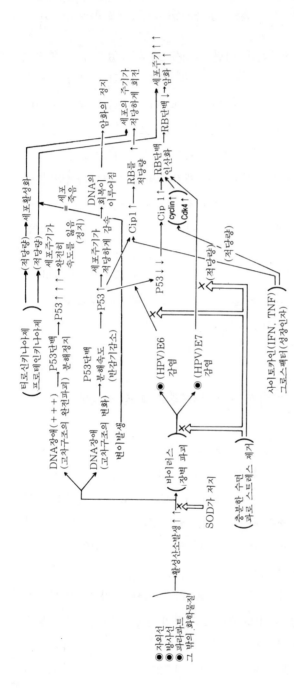

그림 9. 방사선·자외선을 쪼였을 때 암억제 유전자를 가진 DNA 회복 과정

※ P53단백질과 RB단백질은 인체나 혜어나 효모에서 생산되어, 세포주기를 감속시키는(브레이크 역할) 단백질인데, 특히 P53은 생리적으로는 적당량이 분해되어 세포주기의 회전속도가 적당하게 회전, 그런데 회전속도가 비정상적으로 축진되면 이 단백질의 분해속도가 감소되어, P53 (RB)가 증가해서, 세포주기는 떨어진다.

렇게 되면, 각 장기는 나쁘지 않은데도 곧 쾌유되어야 할 질병이 오래 가거나 나아가서는 암의 생존과 증식에 아주 적합한 조건을 제공하는 결과가 됩니다.

　제 9 장에서 아주 새로운 유전자의 지식으로 발암의 원인과 발생 메커니즘에 대해서 설명할 것이며 또한 암이 발생하려고 할 때 그것을 억누르는 암억제 단백유전자(蛋白遺傳子)에 대해서도 해설을 덧붙여놓겠습니다. 중요한 점은 이들에게 관계되는 것의 기본은 충분한 수면으로 과로·스트레스를 피해서 몸의 컨디션을 조절해야 한다는 것입니다. 다시 말해서, 몸의 컨디션이 좋아지면 체내의 인터페론이나 티로신카이네스·프로테인카이네스 C 등 여러 가지 신체 세포의 활성화기구에 관여하는 효소계의 기능이 밸런스에 맞게 조정하면서 우리를 발암의 위험으로부터 지켜줍니다.

　다소 전문적 내용이 되지만 제 9 장에서 설명할 최신 암방어기구의 내용을 위해서라도, 최근 밝혀진 암 방위능에 대한 환경오염물질의 영향과 바이러스 감염과의 관계 그리고 수면부족·과로·스트레스의 작용점과 사이토카인 등의 관련을 그림 9에 정리해 놓았습니다.

3. 암 환자가 갑자기 재발, 사망하는 속내평

　다른 병원에서 포기해 버린 암 환자를 제암효과(制癌效果)가 있고 부작용이 없는 천연의 생약 BG-104로 애써서 상태를 호전시켜 놓은 후, "이제 이 환자는 괜찮을 게다" 하고 마음놓고 있었는데 그 2·3년 후 "선생님, 우리 바깥 양반이 애석하게도 저 세상으로 가버렸습니다"라는 연락이 올 때가 있습니다. 이러한 환자의 경우, 다음과 같은 일이 있었기 때문이었으니 남의 일이라고 생각지 말고 부디 명심하십시오.

이러한 환자의 진료카드를 꺼내서 사망했다는 날로부터 1년을 거슬러 올라가 카드내용을 보면, 1년간 기껏해야 6개월인가 7개월 정도밖에 투약하지 않고 있었습니다. 암을 앓고는 있었지만 그에 대한 기초지식이 없는 보통 사람이었으므로 "급한 불은 껐으니……"이란 말이 있듯이, 2, 3년 동안 웬만하다 보니 이제는 완치되었구나 하는 착각에 빠져서 제 몸 관리를 전혀 하지 않고 지냈던 것입니다. 애석하기만 한 이러한 예가 하나 둘이 아닙니다.

수면부족·과로·스트레스가 암에 결정적이라는 사실을 나의 쓰라린 경험에 비추어 두 가지를 말씀드리겠습니다.

첫번째는, 내 친구의 형수가 유방암이었는데 뼈에도 전이가 되었고 폐로도 일부 전이되어서, 어떤 성인병센터에서는 생명이 위험하다는 진단을 내렸습니다. 그 여성은 나의 BG-104로 3년 정도 잘 조절해서 건강하게 생활해 가고 있었습니다. 그런데 남편이 중풍으로 쓰러져 가까운 병원에 입원시키고 줄곧 잠도 자지 않고 10일, 2주간이나 간병을 했다는 것입니다. 죽음을 선고받고도 삶을 누리던 그 부인은 수개월 후에 재발해서 2·3개월 만에 저 세상으로 가버렸습니다.

다음은 위암에 걸린 50세 된 여성 이야기입니다. 암이 진행되어 위 수술이 불가능하던 환자였는데, BG-104로 1년 반 정도 연명하고 있었습니다. 그런데 때마침 그 부인의 큰 딸이 첫 아이를 출산하자 너무나도 기뻐서 자신이 수술불능의 중증 암 환자인 것도 잊어버리고 산원(産院)에서 1주일 동안 딸을 쉬게 하고는 산구완으로 잠도 자지 않고 혼자서 아기를 돌보다가 암이 재발해서 세상을 뜨고 말았습니다.

나의 저서와 건강강연에서 거듭거듭 강조해서 설명하고 있듯이, 암을 포함한 생명을 위협하는 교원병이나 그 밖의 난치병, 기병(奇

病)은 최근 들어 날로 증가해 가고 있습니다. 이러한 병에 걸린 분들은 모두 이러한 체질을 가지고 태어난 사람들입니다. 다만 이러한 체질을 가지고 있다 해도 발병하지 않고, 제 수명껏 살다가 가는 사람도 있습니다. 이러한 중병·난치병이 발병하느냐 안 하느냐는 수면부족·과로·스트레스 등의 요소가 운 나쁘게도 겹쳐 버리면 그것이 방아쇠가 되어 발병하게 됩니다.

또한 중병·난치병·기병이 아니더라도 이미 설명했듯이, 폐렴이나 편도선에 걸린 경우에도 약만 먹고 수면부족·과로·스트레스가 계속되면, 세균과 싸우러 향해가는 식세포나 림프구의 힘이 떨어지고, 또한 뇌하수체로부터 나오는 지령도 균형을 잃어 내장의 혈액순환 등이 악화되면서 당연히 치료돼야 할 병이 낫지 않고 오래 가게 됩니다.

나의 치료법으로 애써 나았다 해도, 병을 요양하는 데 기본원칙인 충분한 수면·바른 식사습관 그리고 지나친 운동·불필요한 과로·스트레스를 피하는 것 등의 네 가지 원칙을 망각한 탓에 숙환이 재발하여 죽음을 맞이한 위의 불행한 환자의 실례를 암 환자 여러분은 머리에 새겨두고 투병 생활을 해 나가야 합니다.

상세한 암 환자의 치료방법과 식사 그 밖의 양생법(養生法)에 대해서는 제 3 장의 뒷부분과 제 6 장의 치료부분을 잘 읽으시고, 인류의 가장 으뜸가는 난치병인 암을 극복하기 바랍니다.

6

암 치료에 혁명을
일으키고 있는
니와요법

1. 과학적 근거에 따른 자연회귀에 근거한 니와요법

나는 오늘날까지 일본 전국 9개 처의 병원 또는 진료소를 돌면서 한 달에 한두 번 진찰을 하고 있으며, 나머지는 나의 근거지인 고치 현(高知縣) 도사시미즈(土佐淸水)의 내 병원에서 많은 암 환자를 진료 하고 있습니다. 나의 개인병원인 시미즈병원에는 유명 대학병원에서 남은 생명 수개월이라는 선언을 받은 암 환자가 모여듭니다. 나의 치 료방법은 95퍼센트가 일본 후생성의 약품인가를 받은 약제를 쓰지 않는 치료이므로 의료보험이 적용되지 않습니다. 이 고장은 공기·물· 대지가 오염되지 않은 절경의 벽지(僻地) 중의 벽지이므로 여간한 환 자가 아니면 오기가 힘듭니다.

나는 이곳에 연구소를 설립하고 나의 장남을 급성척수성백혈병으 로 잃은 참변에 자극받아, 부작용이 전혀 없고 암에 유효한 생약 개 발에 온 힘을 기울여온 결과, 천연원료를 특별 가공하여 암·교원병· 일반 염증에 매우 큰 효험이 있는 내복약 개발에 성공하여 BG-104 라고 명명하였습니다. 그 밖에도 규슈(九州)의 심산(深山)에서 채굴한 초원적외선을 방사하는 운석(隕石, SGES)으로써 욕조(浴槽)를 만들어 치료용으로 쓰고, 성분요요법(成分尿療法) 등을 활용함으로써 현재 일 본 전국에서 모여든 1천 여 명의 암 환자가 치료를 받고 있습니다. 의료보험이 적용되지 않는 궁벽한 내 병원에 오지 않으면 안 될 이 들 중증 환자는 거의가 큰 종합병원에서 포기하다시피 버려진(?) 사 람들입니다. 사실대로 말해서 이들 1천 명 가운데 600명의 환자는 불행히도 사망합니다. 그러나 나머지 400명은 항암제에서 받는 부작 용 없이 정상 생활을 하면서 연명하고 있습니다. 큰 병원에서 포기한 말기암 환자는 늘 30여 명이 입원하고 있는데 이 가운데 80퍼센트는 사망하나, 나머지 20퍼센트의 환자는 목숨을 건져 퇴원합니다.

80퍼센트의 말기암 환자가 죽어나가는 경우, 그 밖의 환자들은 그들이 어떠한 임종을 맞이했는지를 자연히 알게 됩니다. 말기암의 입원 환자가 죽어나가는 것을 본 다른 환자의 가족이 나에게 와서, "선생님, 이제 안심했습니다. 대학병원의 암 병동에서는 환자가 죽기 2~3주 전부터 의사·간호원 할 것 없이 산소호흡과 진통제를 쓰느라 소란을 피우는 것이 보통입니다. 그런데 이 병원에서는 언제 운명했는지 모를 정도로 안락하게 숨을 거둡니다"라고 술회하는 것을 가끔 듣습니다.

또한 외래의 말기암 환자로서 사망한 사람의 보호자 가운데 친절한 분은 편지를 보내옵니다. 예전만 해도 환자가 죽으면 그 가족은 차가운 얼굴로 나를 대하곤 했던 터라 무거운 기분으로 편지를 뜯어보면 대개, "우리 아버지는 암이었는데 고통없이 잠 자듯 왕생(往生)하였습니다. 정말 감사합니다"라는 인사의 말이 쓰여져 있는 경우가 많습니다.

나는 이로써 자식을 잃은 후로 시작한 자연회귀의 노력과 집념에 따르는 초기 목적을 달성한 셈이지만, 여기에 더욱 박차를 가하여 입원 환자의 생존률이 2퍼센트나 3퍼센트라도 더 향상하도록 연구와 개발에 오늘도 주야를 가리지 않고 열심히 노력하고 있습니다.

제6장에서는 우선 자연생약을 원료로 한 '약'의 개발방법의 실험과 그 과정에서 고생한 여러 경과 및 허다한 혼미(混迷) 끝에 터득한 천연생약 및 원료의 활성화 방법에 따른 실험 등을 소개하겠습니다. 암뿐만 아니라, 류마티스·교원병·일반 염증질병에 천연생약이 어떻게 하여서 효험을 나타내게 되는가에 대한 가공방법과 내가 발견한 개발방법에 관하여 과학적 근거를 제시하고 국내 학회나 국제 의학

잡지에 발표한 논문 내용을 되도록 쉽게 설명하고자 합니다.

이어서 입원 환자에게 BG-104로 치료하는 방법 — 즉 정상 세포의 신진대사를 향상시키는 비타민제·강간제(强肝劑) 등의 주사와 일반화되어 있는 요요법을 지양한 과학적 성분요요법을 내 연구소의 시험관에서나 동물실험에서 얻은 과학적 근거를 제시하고 또한, 규슈에서 채굴한 운석으로 만든 샌드 배스(sand bath)의 욕탕요법(浴湯療法) 등을 소개합니다.

현대서양의학이 화학약품을 주체로 하는 치료에서는 그에 따르는 필연적 부작용이 문제여서 허다한 평론가에 의해서 이 문제가 심각하게 거론되고 있고, 이것을 고발하는 서적도 많이 나돌고 있습니다. 비판은 쉬우나 적확한 현상 타개책을 제시하고 이것을 실행하기란 매우 어려운 일입니다. 유럽을 중심으로 지금 문제되어 있는 대체요법(代替療法, alternative treatment)이야말로 진지하게 검토할 때입니다.

2. 제암제 BG·104는 암 증세를 호전시킨다

내가 뛰어난 이 천연제암제 BG-104를 알아 그 약의 질 향상을 위한 개발에 손대게 된 유래는 관절류마티스 등의 교원병이라든가 염증성질병 환자용으로 개발을 진행시키고 있던 천연의 저분자항산화제(低分子抗酸化劑, SOD-like products)[26]와의 관련에서였습니다.

실험에 성과를 얻어 오늘의 천연제암제 BG-104를 만들어낸 과정 및 교원병·난치병·암을 비롯한 허다한 질병을 효과적으로 개선·활성화시키는 천연생약의 개발방법의 비방에 관하여 소개하겠습니다.

---

26) 제품명 *Niwana*를 가리킨다 — 역자.

천연제암제 BG-104의 개발 계기가 된 저분자항산화제(SOD-like products)는 현재 많은 교원병과 난치병 환자를 비롯한 성인병과 원인 모를 질병으로 고생하는 분들에게 현저한 성과를 나타냄으로써 악명 높은 스테로이드로도 효과가 없던 중증 교원병 환자까지도 구하고 있습니다.

또한 이 항산화제를 다시 발효시켜서 그 웃물을 여과한 엑기스제(劑)는 최근 중증 환자가 격증 일로를 치달으면서 중증화(重症化)하고 있는 아토피성 피부염 환자의 외용제로서 특이한 효과를 올리고 있을 뿐만 아니라, 그것은 최근 문제되고 있는 외용 스테로이드의 부작용을 제거시킨다는 사실이 증명되어 아토피 환자의 구세주 같은 존재로 떠오르고 있습니다.

(1) 획기적 실험결과로 빛나는 저분자항산화제

활성산소는 지질(불포화지방산)과 활성산소에서 형성되는 과산화지질(過酸化脂質)과 더불어 그 양이 지나치게 많으면 각종 어려운 질병을 생기게 합니다. 베체트병, 가와사키병(MCLS), 전신성홍반성낭창(全身性紅斑性狼瘡, SLE), 크론병, 진행성전신경화증(PSS) 등의 난치병을 비롯하여 폐경화증·뇌와 심장의 혈관장해·당뇨병·백내장·기미·주근깨·잔주름 등의 노화현상, 나아가서는 발암의 원인까지도 바로 활성산소임이 밝혀졌음을 이미 설명한 바 있습니다.

활성산소와 과산화지질로 생기는 많은 질병치료와 성인병·발암의 예방에는 체내의 과도한 활성산소를 제거시키는 한편, 과산화지질이 만들어지는 것을 억제시키는 분자량이 큰 '수퍼옥사이드 디스뮤타제(SOD)' 주사가 크게 거론되고 있습니다. 한편 내복약으로서는 200~400 정도의 저분자로서 장관(腸管)에서 흡수되는 항산화제가 활성산소를 제거시키면서 과산화지질 형성반응을 억제시키는 인자(因子)로서 주목받고 있습니다. 특히 비타민 E(α-tocopherol), 플라보노이드, 폴리페놀, 탄닌, 칼로틴, 비타민 C(아스콜베이트), 비타민 B_2(후라보프로테인) 등의 물질이 유명합니다.

그런데 얼핏 보아서 연약한 식물 잎이나 알곡류가 언제나 강렬한 자외선을 쪼이고 있으면서도 싱싱하게 자라면서 자외선에서 발생되는 활성산소의 (산소)장해를 일으키지 않고 있는데, 이것들에는 자외선의 활성산소에서 그 자체를 지키고자 활성산소를 제거하며 과산화지질의 형성을 억제하는 분자량 3만 이상의 SOD, 카탈라제, 파옥시다제 등의 고분자 효소류를 비롯하여 저분자 항산화제가 대량 포함되어 있는 탓이라는 사실이 과학으로 증명되어 있습니다.

그래서 나는 10여 년 전부터 이미 활성산소·SOD 연구에 착수하고 있었으므로 1984년경부터 활성산소라든가 과산화지질이 관련되었다고 생각되는 질병에 콩·참깨·녹차 등을 원료로 하여 특수공정을 거친 천연항산화제를 투여하기 시작했습니다.

그런데 1984년의 실험에서는 전혀 예상 밖의 획기적 실험결과를 얻었습니다. 그것은 콩·참깨·녹차 등의 천연 씨앗 속에 함유되어 있는 항산화작용[27]이 주로 고분자물질에[28] 의한 것이냐, 또는 저분자 물질에 의한 것이냐를 분명히 알아낸 일이었습니다. 그것은 우선 콩·참깨·녹차·씨눈을 가열하면 항산화작용이 증강되는지 혹은 저하되는지를 알아내는 일이었고, 또한 분자량 5천 이상을 분리가능한 밀리포어필터가 달린 투석막(透析膜)을 통과한 콩·참깨·씨눈 등의 미분말(微粉末)과 투석막을 통과하지 못한 미분말로 나누어 각기의 항산화능(抗酸化能)[29]을 측정하였습니다.

---

27) 활성산소를 저하 내지 소거시키는 작용 — 역자.
28) SOD 등의 효소류 — 역자.
29) 활성산소를 제거시키는 능력 — 역자.

결과는 의외였습니다. 여러 원료를 가열해 보면, 그 항산화능은 SOD 등의 고분자 효소류일 경우 활성산소가 소실될 것인데도, 거꾸로 증가됨으로써 고분자설(高分子說)이 부정되는 결과를 얻었습니다. 한편, 분자량 5천 이하를 분리시키는 투석막을 통과시켰더니 저분자 성분중의 활성산소 제거작용이 미약하여 항산화작용은 고분자층에 남게 된다는 사실이 증명됨으로써 저분자설(低分子說)이 부정되는 모순된 결과가 나타났습니다.

그리하여 나는 한동안 이 실험결과를 해석하느라 고뇌에 빠졌고 실험은 약 6개월 동안이나 정체되었습니다. 그후 나는 어떤 힌트를 얻어 '이들 원료를 가열한 후에 투석막을 통과시켜 보자'는 생각에서 그 실험을 해보았고 항산화작용은 투석막을 통과해서 밑의 저분자층에 옮겨졌다는 사실을 확인하였습니다. 그리하여 이번에는 소화력이 강한 사람의 새벽 위액을 채취해서 여기에 이들 원료를 37℃에서 2시간 담가둔(incubate) 후에 투석막을 통과시켰더니 가열 → 투석막의 경우와 꼭 같이 위액에 담금으로써 활성산소를 없애는 작용이 증가하였고 또한 항산화활성[30]은 투석막을 통과하여 밑의 저분자층에 모인다는 사실이 확인되었습니다.

이 실험에서 나는 다음과 같은 결론을 얻게 되었습니다.

고분자의 효소류(항산화물질)가 가열로나 위액으로 그 힘을 잃게 해야[失活] 하는데도 도리어 저분자층으로 옮겨졌다는 사실은 그림 10과 같이 표현할 수 있습니다. 즉, 천연의 씨앗 속에 함유되어 있는 저분자항산화물질은 자연상태의 '날 것'에서는 그 분자가 서로 연결되어 있는(重合) 탓에 고분자 상태에 있거나 또는 다른 고분자화합물(단백질 등)에 결합된 상태에 있으므로 자유로이 움직이면서 활동하

---

30) 활성산소를 저하시키는 능력 — 역자.

는 단일물질이 될 수 없을 뿐더러 이 상태에서는 항산화작용을 발휘할 수가 없습니다. 그런데 이것을 가열하거나 또는 위액의 힘으로 그 중합(重合, 연결고리)이 절단되면 저분자물질(플라보노이드·폴린페놀·탄닌·카로틴·비타민C=아스콜베이트=·비타민B$_2$=후라보프로틴) 등이 자유로운 상태가 되어(투석막을 거쳐서 저분자층으로 이동하여) 충분한 역량을 발휘하게 됨으로써 항산화활성을 나타내게(활성산소를 저하시키는 기능을 발휘하게) 되는 것이었습니다.

이러한 결과로써 추측하건대, 저분자항산화물질은 '날 것'의 중합상태와 중합이 손상되지 않고 깨끗이 절단되어 자유로운 상태가 되었을 경우의 항산화활성은 3(8) : 7(2) 정도여서 '날 것'으로는 20~30퍼센트 정도밖에 항산화작용이 발휘되지 않는 것으로 생각되었습니다.

요컨대 가열 또는 위액처리로써 항산화활성이 투석막의 밑부분인 저분자층으로 이동된다는 사실로써 중합의 절단설(切斷說)을 이해할

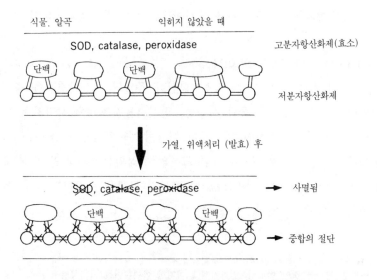

그림 10. 가열, 위액 처리, 발효 전후의 식물 속의 항산화제

수 있을 것입니다.

가열하거나 위액처리로 항산화활성이 투석막 밑의 전분자층으로 이동된 사실로써 중합의 절단설을 이해하였을 것이고, 또한 가열하거나 위액에 담가두는 것만으로도 SOD 등 고분자효소의 활성이 사멸됨에도 불구하고 전체적 항산화활성이 증강되었다는 사실은, 저분자항산화물질은 중합된 상태에서는 자유로이 활약할 수 없는 탓에 그 항산화작용이 발휘되지 않음을 나타내는 것입니다.

(2) 뛰어난 경구항산화제의 개발과 드럭 딜리버리 시스템[31]

이상과 같은 실험결과를 얻은 후, 얼마 있다가 나는 위액의 강도에 따라 또한 쇠붙이로 된 그릇을 쓰느냐 자기(磁器)를 쓰느냐에 따라서 저분자층에 옮겨간 저분자항산화작용에 큰 차이가 생긴다는 사실을 알아냈습니다. 게다가 다시 일반인의 위액은 항산화작용을 현저하게 증강시킬 힘이 없다는 사실과 자기(磁器)로 100℃ 이하의 온도로 가열하면 항산화작용이 뛰어나게 증강한다는 사실에 주목했습니다.

① 4~14미크론 전자파의 이용

콩·참깨·씨눈 속에 있는 저분자항산화 물질의 항산화작용을 증가시키려면 이들 물질의 중합 사슬을, 항산화물질을 손상시키지 않고 절단시킴으로써 그것들이 자유로이 활동할 수 있게끔 만들어주어야 하는데, 그러기 위해서는 4~14미크론의 원적외선(전자파)을 방사(放射)하는 오지그릇이나 자기(磁器)나 세라믹이 함유된 질그릇 등을 이용하여야 한다는 사실을 알아냈습니다.

---

31) DDS, 똑같은 원료를 쓰더라도 그 치료효과를 더욱 높이고자 쓸데없이 약제의 투여량을 늘리는 것이 아니라, 원료자체에 어떠한 아이디어를 가미시켜서 조작 가공 처리하는 제약기술.

쇠붙이그릇을 이용해서 100℃ 이상(또는 그 부근)의 온도로 가열하면 원료의 겉 성분이라든가 활성력이 사멸되거나 저하됩니다. 나의 연구소에서는, 4~14미크론의 전자파가 물의 중합이나 불포화지방산의 겹 또는 두 겹의 결합을 절단시킨다는 사실을 밝혀냈습니다. 그리하여 나는 이러한 질그릇류로 콩·참깨·씨눈·율무·등겨 등의 겉이 탄화(炭化)되지 않는 95℃~98℃의 온도로 볶았습니다[焙煎]. 이때, 숯불을 이용하였으며 용기를 올려놓을 화덕은 진흙이나 돌로 꾸몄습니다.

여기에서 중합의 절단이 충분치 않은 부위를 완전히 절단코자 이들 원료를 그에 알맞은 누룩으로 발효시켰습니다(brewing). 이로 말미암아 프로테아제·아밀라아제가 생성되면서 단백질·녹말을 강력히 분해하는 작용을 이용하였습니다. 성숙한 파인애플 과즙에는 브로멜란이라는 단백질 분해효소가 풍부하므로 이것을 누룩 대신 쓰는 경우도 있습니다.

② 저분자항산화제를 왜 유제화(油製化)해야 하는가?

나는 천연항산화제를 거의 완성시키고 류마티스라든가 기타의 일반 질병에 어느 정도 효과가 있는 'SOD와 같은 작용을 하는 식품'을 사용하기 시작했으나, 연구를 거듭하여 더욱 그것의 효력을 제고(提高)시킬 가공처리법을 고안해 냈습니다.

가정에서 설거지할 경우, 기름 묻은 식기를 물로 씻으면 물이 겉돌기만 하고 기름이 닦아지지 않는다는 사실을 잘 알고 계실 것입니다. 일반적으로 활성산소·과산화지질이 체내에서 망나니 짓을 함으로써 질병을 일으키는 부위는 주로 세포막 부분인데 그곳은 기름끼가 많은(lipophilic) 부위입니다. 그러므로 내가 개발한 항산화제(SOD-like products)가 그 효능을 나타내려면 기름기 많은 세포막에 약 기운을 도달시켜야 합니다. 그러기 위해서는 원적외선으로 볶았거나 누룩으

로 발효시킨 콩·참깨·등겨·씨눈 등을 분말화시키는 것까지는 좋으나
그것을 물에 녹여서는 안 됩니다.

4~14미크론의 전자파(원적외선)를 방사하는 질그릇으로 볶은 참깨
를 특수 착즙기로 으깨어 기름을 짜내고 이것을 다시 발효시킵니다.
이 기름을 곱게 분말화시킨 콩·등겨·율무·씨눈 등의 곡류에 먹임으로
써 곡류 가루를 기름으로 씌워 유제화(lipophilization, emulsification)
시켜 유성제품(油性製品, lipophilic)으로서 완성시켰습니다.

천연식물과 씨앗으로 뛰어난 효능의 저분자항산화제를 완성시키려
면 4~14미크론의 원적외선으로 볶아야 하고, 누룩으로 발효시켜야
하며 이것을 다시 유제화하는 일이 필요불가결합니다.

③ 천연생약으로서의 드럭 딜리버리 시스템

서양의학의 화학약제에는 세포장해성(細胞障害性)이 있고 무서운
부작용이 있는데, 이러한 약제의 투여량을 늘려서 병세를 호전시키고
자 환자에게 복용시켜 왔습니다. 그러나 최근에 와서는 약제를 염증
부위 또는 세포막에 도달시킴으로써 그 효과를 높이고자 하는 시도
가 이루어지고 있습니다. 이것이 바로 드럭 딜리버리 시스템(drug
delivery system, DDS) 또는 약제의 타게팅(targeting)요법입니다.

나는 천연식물·씨앗을 섭취시켜 그 유효성분이 자유로이 활동하도
록 하여 참다운 효과를 내는 'SOD 같은 역할을 하는 식품(천연의 활
성형 저분자항산화제)'을 완성, DDS에 성공하였습니다. 따라서 (일본
에서는) 많은 대학병원 및 관공립 병원을 비롯한 의료시설의 의사들
께서 나의 SOD작용식품을 환자에게 처방하여 투여하고 있습니다.[32]

---

32) 나의 개발품 'SOD-like products(활성형저분자항산화제)'는 부작용으로 악명 높은
스테로이드를 복용하여도 시원치 않은 난치병 환자에게 투여하여 극적 효과를 나
타내고 있는 실례가 허다합니다.

그런데 일반인은 콩·등겨·각종 배아(胚芽) 등을 매일같이 먹거리로 섭취하고 있는데도 여러 가지 질병에 걸리고 있습니다. 한편 어디에나 흔한 원료를 써서 만든 항산화식품이 스테로이드 이상의 효과를 나타낸다는 사실에 의아심을 가질 수 있을 것입니다. 그러나 효과를 올리고 있는 것이 사실입니다.

이제 나는 천연생약을 활성화시키는 방법, 원적외선으로 볶고 발효시켜 유제화시킨 제품을 복용하면 뚜렷한 성과를 얻게 된다는 사실을 증명할 실험과 그 실례를 소개해야겠습니다.

우선 진맥(診脈)으로 증세를 진단하지 못하는 서양의학 의사들은 한방약을 써본들 별로 효과를 못 봅니다. 그러나 이 한방약을 내가 개발해낸 '원적외선 볶음 → 발효 → 유제화'라는 일련의 공정을 거치게 되면 이것 보라는 듯이 효과가 나타납니다.

(3) 의식동원(醫食同源)의 뜻

한방의사, 한방약국, 건강식품 판매원 등의 자연회귀를 지향하는 사람들은 '의식동원'이라는 말을 내걸고 크게 '물건'을 권장하고 있습니다. '의식동원'의 '의(醫)'란 약제(藥劑)를 가리키는 말로서, 약제와 음식은 그 뿌리가 같으므로 음식의 원료인 천연의 것(한방제나 건강식품)을 먹으라는 뜻입니다.

나의 개발품인 'SOD 같은 작용을 하는 식품 즉 SOD-like products'의 원료는 어디에서나 흔히 있는 것이고, 나의 뛰어난 제암제(制癌劑)인 BG-104 역시 복령(茯笭) 등의 흔하디 흔한 자연식물인데도 일련의 특수 공정을 거쳐서 만들어진 이 제품은 놀라운 효과를 나타냅니다. 여기에서 나는 'SOD 같은 작용을 하는 식물'[33]에 관한 홍미로운

---

33) SOD-like products, *Niwana* — 역자.

실험으로써 '의식동원'의 옳은 뜻을 풀이하면서 그 효능을 소개하겠습니다.

한방약은 효험이 별로 없다고는 하지만, 개중에는 희소한 경우지만 한방약으로, 또는 현미채식이라든가 마이크로 바이오테크로 건강을 회복한 사람이 있는 것이 사실입니다.

이것은 어떠한 이치에서 그러한가를 알아보고자 나는 다음과 같은 실험을 하였습니다. 그림 11에서 보듯이, 한방약·현미채식·가공처리를 거치지 않은 콩·참깨·씨눈 등으로 병을 고친 사람의 새벽 위액을 또한 한방약제로는 별효과를 못보았으나 내가 개발한 저분자항산화제로만 효과를 얻은 환자의 새벽 위액을, 또한 수의사의 협조로 소와 말의 새벽 위액을 각각 채취하여 시험관에 각기 넣고 거기에 천연 그대로의 콩·참깨·씨눈·등겨 등의 분말을 넣어 37℃에서 2~3시간 방치해 둡니다.

그 후, 이 분말을 원심분리기로 가라앉혀 그 웃물을 버린 다음, 침

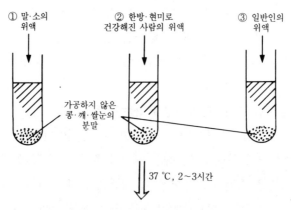

① ② : 콩·깨·쌀눈의 저분자 유효성분의 중합이 절단되었다.
③ : 중합이 절단되지 않는다.

그림 11. 위액소화분해력의 실험

전한 분말을 가수분해(加水分解)하여 조사하였습니다. 그랬더니 말과 소의 위액에 담갔던 알곡 분말과 미처리한 콩·참깨·씨눈 및 한방약제 나현미채식으로 건강을 회복한 사람의 위액에 담갔던 알곡 분말에는 중합(重合)이 절단되어 자유로이 된 저분자항산화물질이 가장 많았고, 또한 항산화작용도 가장 강력하다는 사실을 알아냈습니다(그림 11).

그리고 내가 개발한 제품(SOD-like products)을 복용하고 질병이 호전되어 건강을 되찾은 환자의 위액에 담갔던 미가공의 알곡분말에는 그림 11에서 보듯이, 중합이 절단되어 자유로이 움직이는 저분자 항산화물질이 적었을 뿐 아니라, 항산화작용 그 자체도 미약하다는 사실이 증명되었습니다.

이상의 사실은, 천연식물·씨앗 속에는 저분자활성물질이 중합되어 서로 연결되어 있음으로써 비활성형(非活性型)으로 되어 있는데, 소와 말의 강력한 위액이나 극히 일부 사람의 위액은 중합을 능히 절단시켜 자유로운 활동형으로 (활성화)시킬 수 있는 힘이 있으나, 대부분의 사람에게는 그러한 힘(분해력·소화력·digesting capacity)이 없음을 나타내는 것입니다.

나는 이상의 실험을 발표한 영문의학잡지 *Planta meica*와 《식품공업 7》의 〈고찰〉 항목 끝에 다음과 같은 가설을 게재했습니다.

원시시대에 만물을 창조하신 신(神)께서는 세포장해성(障害性)이 강한(부작용 있는) 화학약물을 복용치 않더라도 일상 섭취하는 알곡·씨앗 속에는 활성산소로 말미암아 생기는 질병이라든가 암까지도 유효하게 억지시킬 물질이 저분자 형태로써 중합(重合)되어 존재하므로 동물(인간까지도)은 스스로의 강력한 위액으로써 이것을 소화과정에서 절단시켜 활성형으로 변화하게 합니다. 이것이 체내에서 활약하게 되는 탓으로 (고대 인간이나) 동물에는 성인병·암이 없었던 것으로 추측됩니다.

그런데 인간만은 몇만 년 전부터 '불'을 써오면서 음식물을 조리하게 되었고, 따라서 제대로 저작(咀嚼)하지 않는 습관이 붙어, 위액은 퇴화

일로를 걷게 되었습니다. 그리하여 별의별 질병을 갖게 되었으며 기여코 화학약품을 쓰기에 이르렀다는 추론가설(推論假說)이었습니다. 그림 11에서 알 수 있듯이 가공처리되지 않은 한방약이 잘 듣는 사람 또는 현미채식으로 건강을 되찾은 사람들의 위액은 원시인의 위액이나 진배없는 능력 소지자라고 추측됩니다.

최근에 이르러 애완동물에게도 성인병을 비롯한 인간의 질병과 같은 증세가 나타나기 시작했는데 30~40년 전부터 개 사료를 비롯한 가열·가공식품에 익숙해 온 지 이미 몇 세대가 경과된 터라, 애완동물의 위액퇴화가 진행된 탓이라고 생각됩니다. 어느 건강요법에는 "식사할 때는 한 입을 180번 씹어 넘기시오"라고 지도하고 있는데, 180번이나 씹어 넘긴다면 퇴화되어 약해진 위액일지라도 식품의 중합을 어느 정도는 절단시킬 수 있다는 말입니다.

독자께서는 아마 "그렇다면 왜 저분자유효물질은 천연식물·씨앗 속에서 중합된 형태인 비활성형(非活性型)으로만 존재해 있는가?"라는 의문을 가질 것입니다. 그에 대한 해답은 이러합니다.

매일같이 강력한 태양·자외선을 쪼이고 있는 식물은 자외선에서 발생하는 대량의 활성산소($^1O_2$)로 말미암아 마땅히 말라죽어야 하는데도 싱싱하게 그 생명을 유지하고 있는 이유는, 잎을 비롯한 줄기 등에 함유되어 있는 대량의 항산화물질(抗酸化物質) 덕입니다. 항산화물질에는 SOD·카탈라제·글루타타이온 페록시다제 등의 효소류인 고분자항산화물질과 비타민 C·비타민 E·비타민 B_2·플라보노이드 등의 저분자항산화물질 등의 두 종류가 있습니다.

식물 속의 저분자항산화물질이 100퍼센트 자유로운 활약형(活躍型)일 경우, 자외선으로 인해 발생한 활성산소와 1 mol : 1 mol로 반응하여 싸우면서 활성산소 제거작용을 함으로써 인간이나 동물이 이것을 먹었을 때에는 이미 저분자항산화물질은 소비되어 없어진 상태입니다. 자연의 섭리는 인간이나 동물이 먹어도 장관(腸管)에서 흡수되지 않는 고분자물질로 하여금 활성산소와 싸우게 하여 이것을 소거(消去)케 하고, 흡수 가능한 저분자유효물질은 동물이 이것을 먹을 때까지 소비되지 않도록 중합(重合)된 상태의 비활성형으로 보존시키고 있습니다. 그리고 고분자효소류는 그것이 효소이므로 활성산소와 반응하면서 촉매적으로 작용하는 탓에 소비되지 않고 활성산소를 소거시키는 장점이 있기 때문에 자외선에서 생기는 대량의 활성산소를 소거시킬 수 있습니다.

고분자인 SOD 등의 효소류는 위액·가열로 사멸될 뿐만 아니라, 그 분자량이 커서 장에서 흡수되지 않습니다. 이와 같이 태고시대의 동물·인간의 위액 역사의 변화를 전제할 경우, 내가 개발한 천연식물·씨앗에 대한 DDS인 4~14미크론의 원적외선으로 볶고, 발효시키고, 유제화시킨 일련의 공정의 뜻이 더욱 뚜렷하게 이해될 것입니다. 그리하여 항상 먹고 있는 콩·참깨·씨눈·등이 왜 스테로이드로도 안 듣는 질병에 효과를 나타내는 것인지, 또한 복령, 대황(大黃), 빈랑(檳榔) 등의 생약이 어찌하여서 효과를 나타내고, 또한 암 환자에게 투여하는 나의 개발생약인 BG-104가 어째서 강력한 제암력(制癌力)을 발휘하는 것인지 등에 관한 의문이 스스로 풀릴 것입니다.

요컨대 부작용이 강한 화학약품은 해롭다고 보고 그것을 회피하는 자연지향(自然志向)인 내가 '의식동원(醫食同源)'이란 말을 쓰기에 주저하는 바는 아니나, 이것은 어디까지나 원시시대의 사람 위액이 퇴화하지 않은 상태에서나 통용되는 말임을 여러분은 이해하셔야 합니다. 극단적으로 말한다면 미처리, 미가공한 천연의 식물씨앗이나 생약(예컨대 현미 등)만으로 건강을 되찾은 (강력한 위액의) 소유자라면, 그는 애당초 질병에 걸리지도 않았을 겁니다.

(4) 원적외선으로 볶고 발효시키는 것은 한방경험의학에서 얻은 지식의 일부

천연원료를 복용하면 여러 가지 질병에 효과가 나타나도록 활성화 시키는 가공처리법의 비결인 4~14미크론의 전자파(원적외선) 볶음과 발효는 나의 독창적 개발임에 틀림없으나, 이것을 일본에서 처음 고안해낸 것은 내가 아닙니다. 설사를 하는 사람에게는, 옛부터 그 이유를 모르면서 토기(土器)로 죽이나 미음을 쑤어 먹였습니다.

그 이론적 설명은 이러합니다. 토기에서는 4~14미크론의 전자파 (원적외선)가 방사되는데, 이것이 쌀에 함유된 저분자물질의 분자(分子)의 중합사슬을 절단시켜서 활성화시킵니다. 대개 3공기의 죽만으로도 사람은 넉넉히 일할 수 있는데, 이것은 8부 공기 정도의 밥에 해당합니다. 이 소량의 밥일지라도 저분자물질이 자유로이 움직이는 분자 수준에서 활성화되면 넉넉히 일을 감당해낼 수 있는 에너지가 나옵니다.

중국에는 기원전 1500년부터 쇠주전자를 썼으나, 첩약을 다릴 경우에는 반드시 토기로 된 약탕관을 써왔습니다. 지금도 첩약을 다릴 때에는 약탕관을 씁니다. 한방의학에는 원래 과학이 없고 오로지 경험의학인데, 거기에 과학적 근거를 나는 제시하였습니다. 여기에도 4~14미크론의 원적외선 작용을 기대할 수 있기 때문입니다.

수십 년 전에 도호쿠(東北)대학의 모 내과의사가 조사한 바로는, 된장을 먹는 그룹과 그렇지 않은 그룹으로 나누어 발암(發癌)의 확률을 계산해 본즉, 된장을 상식하고 있는 그룹 사람들의 발암률이 훨씬 낮았다는 신문보도가 있었습니다. 이것은 된장의 원료인 콩·보리·밀 등에 함유된 저분자 제암물질(制癌物質)이 나의 개발 제암제인 BG-104의 경우와 같이 중합으로 비활성형이던 것이 발효로 말미암아 자유로운 활동형 물질로 바뀌었기 때문입니다.

된장 외에도 먼 옛날부터 청국이 애용되어 왔는데, 이것은 최근 건강식품으로서 널리 보급되고 있으며, 그 밖에도 각종 발효식품은 그 나름대로의 효과를 내고 있습니다.

이와 같이, 4~14미크론 원적외선(전자파)을 이용한 볶음과 발효는 몇천 년 전부터 동양의학이 경험적으로 얻은 천연식물과 씨앗(생약)으로 말미암은 DDS인데, 그것은 곧 각종 먹거리 속에 포함되어 있는 저분자 유효성분의 활약을 향상시킨 것입니다.

(5) 천연의 저분자항산화제의 효능

오늘날 일본에서는 완치가 안 되는 교원병(膠原病)이라든가 허다한 염증, 질병, 나아가서는 원인 불명의 각종 질병에까지 천연의 저분자 항산화제가 뛰어난 효과를 올림으로써 많은 난치병 환자를 구해주고 있습니다. 이 책에서는 '암'에 관해서만 설명하겠으므로 그 밖의 임상 효과에 관하여서는 나의 의학논문이나 일반인용의 각종 해설서를 읽으시기 바랍니다.

발암의 주원인은 과잉된 활성산소입니다. 그러므로 SOD작용식품인 저분자활성형항산화제는 암의 예방 차원에서 매일 복용하기를 권합니다. 방사선 치료를 받고 있는 암 환자로서 이 천연저분자항산화제를 1일 9포 정도 복용하면 방사선에서 받는 부작용을 없애는 이점(利點)이 있습니다.

3. 천연 제암제 BG-104와의 만남

나는 SOD작용식품인 천연저분자활성형항산화제(天然低分子活性型抗酸化劑)에 따르는 일련의 연구·개발과정에서 BG-104와 만나게 되었습니다. 그것은 1986년의 일입니다. 조상이 중국 푸지엔성(福建省)

으로서 대대로 한방의사의 가업이면서 현재 대만에 살고 계신 린진더(林進德) 씨가 집안에 내려오는 암의 비약(秘藥) 원료를 나에게 가져 왔습니다. 그 약리학적 메커니즘과 정식 임상 성적을 의뢰받고, 나는 우리 연구소에서 각종 조사, 실험하였습니다. 그 결과 시험관 내에서, 동물실험과 암 환자의 임상시험에서 상당한 효과가 있다는 사실을 인정되었으므로, 이것을 'BG-104'라고 이름 짓고 그 효과를 더욱 높이고자 여러 가지 노력을 해왔습니다.

나는 이 생약의 원료에 주목했습니다. 그것은 내가 이미 개발한 SOD작용식품인 저분자항산화제와 거의 같은 것이었습니다. 복령, 우황(牛黃), 대황, 빈랑, 식활석(食滑石) 등이 주원료로 되어 있었는데 이것들을 브로멜라인(bromelain)이라는 발효효소가 포함된 성숙한 파인애플 과즙으로 발효시켰다는 것이었습니다.

이 발효과정이 바로 나의 개발품과 꼭 같아, 이들 여러 원료에 포함되어 있는 저분자제암물질의 중합을 절단시키는 역할을 함으로써 유효성분을 활성화시킨다고 나는 판단하였습니다.

일반적으로 암에 유효한 천연물질로는 고분자 다당류(多糖類)가 알려져 있으나, 최근에는 딸기에서 추출한 저분자유효물질도 학회에 보고되어 있습니다. 그런데 암세포의 막은 단단하고 두터워서 이 막을 뚫고 들어갈 저분자물질이야말로 암에 유효한 것입니다. 따라서, 암에 주효(奏效)하는 BG-104 속의 물질이 과연 어떠한 것들이냐를 밝히는 데는 아주 어려운 실험을 거쳐야 했으나, 어떻든 그 물질이 저분자유효성분임에는 틀림이 없었는데, 이것은 나의 개발제품과 꼭 같은 역할을 하는 것이므로 암 환자에게 뛰어난 성과를 얻게 하는 것이라고 생각했습니다.

4. 제암효과가 놀랍게 향상된 BG-104

BG-104는 유방암을 비롯한 주로 선암(腺癌)[34]을 중심하여 상당한 생명 연장 효과가 있음이 증명되고 있습니다. 나는 다시 여기에다가 카라하리사막에서 채취되어 그 제암작용이 나의 실험소에서 인정된 하파고(Harpago Pedaliaceae), 규슈(九州) 심산에서 채굴한 운석(隕石, SGES)의 미분말(微粉末)을 추가하여 원적외선으로 볶고, 발효시킴으로써 함유된 제암물질의 중합이 절단되도록 하여서 그 효과를 더욱 향상시키는 데 노력했습니다. 오늘날 이것으로써 1천 명 이상의 전국 암 환자를 치료하고 있는데, 외래 암 환자의 40퍼센트, 말기 암 입원 환자의 20퍼센트를 구해내고 있습니다.

(1) BG-104의 제암효과는 실험으로 증명되다

BG-104라는 생약제가 암 환자 또는 암세포에 어떠한 효과를 내느냐에 대한 실험을 나의 연구소에서 세밀하게 한 바 있습니다. 암세포를 시험관 속에 넣은 후 거기에다가 BG-104의 분말을 첨가해 보니 암세포에는 아무 변화가 없었습니다.

그런데 건강한 사람이나 암 환자에게 3개월 간 BG-104를 내복시킨 후 표 3 모양으로 시험관 속의 암세포 표면을 ^{51}Cr이라는 동위원소(同位元素)로 표지한 크롬으로 암세포를 씌우고, 거기에 암세포를 공격하는 건강인(健康人)과 BG-104를 복용하여 효과를 얻은 암 환자와 이것을 복용하고도 아무 효과가 없는 암 환자─이들 3부류 사

---

34) 암은 선암(腺癌)과 편평상피암(扁平上皮癌)으로 대별되는데 구강, 혀, 식도, 인후(咽喉), 자궁경구에 발생하는 암을 편평상피암, 그 외의 부위에 발생하는 암이 선암이다 ─ 역자.

144

람의 혈액의 림프구(암세포를 공격하는 Killer T세포)를 각기 첨가한 후, 다시 BG-104 분말을 넣습니다.

그러면 갑자기 킬러 T세포가 활기를 띠면서 ^{51}Cr로 씌운 암세포를 공격하는데, 이때 ^{51}Cr이 유리(遊離)됩니다. 이것을 세포장해성 시험(細胞障害性試驗) 또는 킬러 T세포의 NK활성 시험법이라고 합니다. 이때, 암세포 표면에서 유리된 ^{51}Cr의 양의 많고 적음을 정확하게 측정함으로써 킬러 T세포의 힘의 크기를 평가하게 됩니다.

표 3. 재발, 전이 유방암환자에게 BG-104를 투여하여 말초혈 킬러 T-세포 활성에 미친 영향

환자	킬러 T-세포 활성	
	BG-104 투여 전	BG-104 투여 3개월 후
BG-104 유효환자* (12)	28.2±4.2 (%)	52.8±10.5§ (%)
BG-104 무효환자** (5)	24.1±6.0	34.5±8.2†
건강 대조군(對照群) (10)	34.3±6.5	64.5±12.2§

* BG-104 유효환자 : 재발·전이유방암환자로서 재발·전이후 BG-104를 내복용함으로써 3년 이상 생존한 환자.
** BG-104 무효환자 : 재발·전이유방암환자로서 재발·전이후 BG-104를 내복용하고도 1년 이내에 사망한 환자
† $0.025 < P < 0.05$, ‡ $0.01 < P < 0.025$, § $P < 0.01$ (BG-104 투여 전에 측정한 값과 비교한 통계치

실험 결과는(BG-104를 단독으로 암세포 시험관에 넣었을 경우에는 아무 변화가 없으나) 킬러 T세포를 넣은 암세포 시험관에 BG-104를 넣으면 이것이 암세포를 공격함으로써 대량의 ^{51}Cr이 암세포 표면에서 떨어지게 되고 BG-104는 더욱 T세포의 공격력을 지원 조장함으로써 암에 유효함을 나타내고 있습니다.

또한 그림 12에서 보듯이, 건강인의 킬러 T세포의 암세포에 대한 공격력이 강력함은 당연하나, BG-104를 복용하여 효과가 있는 암환자의 T세포는 더욱 강력한 공격력을 나타냈습니다.

표 3의 실험은 암 환자 또는 비암환자(非癌患者)에게 BG-104를 3개월 간 복용시킨 후, 그들의 혈액에서 채취한 킬러 T세포를 측정한

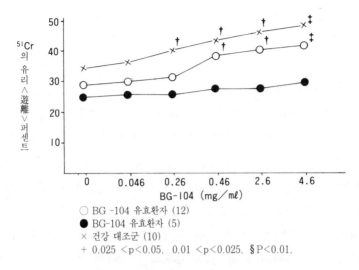

○ BG -104 유효환자 (12)
● BG-104 유효환자 (5)
× 건강 대조군 (10)
+ 0.025 ＜p＜0.05, 0.01 ＜p＜0.025, §P＜0.01.

그림 12. 재발, 전이된 유방암 환자의 말초혈 킬러 T-세포에 BG-104를 투여했을 때 시험관 속의 영향

것입니다. 그림 12에서 보듯이, BG-104를 건강인 또는 암 환자에게 내복시키기 전에 킬러 T세포를 채취하여 이것을 시험관에 넣고 거기에 BG-104의 양을 조금씩 늘려 갑니다. 이렇게 하면 그에 비례해서 암세포의 겉의 ^{51}Cr의 유리(遊離)가 늘어가는 것을 알 수 있습니다. 이때 건강인의 T세포가 가장 강력하고, 이 실험 후에 BG-104를 복용시켜서 효과가 있던 환자의 세포는 그 전보다 힘이 늘었음을 알게 됩니다.

어느 경우나 BG-104를 단독으로 암세포에 넣으면 아무 효과가 없지만 암세포 공격군(攻擊軍)인 킬러 T세포가 있는 곳에 넣으면 갑자기 암세포를 공격함을 보여줍니다.

따라서 이 실험결과로 말할 수 있는 점은 특히 말기암 환자에게 항암제를 투여하면 암에 대한 방어 세포의 힘이 약해지므로 이것을 쓰지 말 것과 항암제 및 방사선 치료를 받은 바 있는 환자에게 BG-104를 복용시켜도 이렇다 할 효과가 없습니다. 그러나 처음부터

BG-104만을 단독 사용하는 편이 훨씬 효과가 컸다(그림 13)는 점을 강조하여 둡니다.

(2) BG-104의 임상효과

나는 현재 1천 명 이상의 암 환자에게 BG-104를 내복시키고 있으며, 특히 20~30명의 말기암 입원 환자는 이것 외에도 성분요요법(成分尿療法) 및 천강석(天降石)으로 만든 샌드 배스(sand bath)의 입욕요법(入浴療法) 그리고 천강석을 뚫고 솟아나온 자연수를 마시게 하는 등의 치료법을 쓰고 있습니다.

개략적 통계이지만, 나의 외래 환자 60퍼센트에게는 이렇다 할 효과가 없으나, 나머지 40퍼센트는 종전의 큰 병원에서 악화되었던 것이 BG-104 등으로 병세가 개선되어 생명연장 효과가 나타나고 있습니다.

BG-104는 유방암을 비롯하여 위암에 뛰어난 효과가 있는데, 특히 골전이(骨轉移)된 유방암 환자는 거의 구조되었고 폐전이(肺轉移)된 경우에도 초기라면 악화되지 않고 연명하고 있는 환자가 많습니다. 유방 절제를 꺼리는 환자에게 나타내는 BG-104의 효능은 소속 림프절 종양의 축소·소실은 물론이요, 유방의 암조직이 스스로 궤멸하여 호전되는 환자도 상당수에 이릅니다. 그러나 이 경우, 수술을 완강히 거부하던 환자도 암조직의 악취를 견디다 못하여 수술에 응하곤 합니다.

말기 위암, 특히 스키루스암[35]일 경우에는 수술 불능 환자가 꽤 되는데, 이러한 환자 3명이 BG-104의 내복으로 5년 이상 더 살았습니다. 또한 3명의 다른 환자가 이 생약의 복용으로 3~4년의 연명효과

---

35) scirrhous carcinoma(硬化癌).

를 얻은 바 있습니다.[36]

사망하는 암 환자가 꽤 됩니다마는, BG-104는 위암에 매우 뛰어난 효과를 낸다고 하겠습니다. 일반적으로 20대의 젊은 위암 환자는 회복이 어려워 나의 BG-104로도 효과를 못 보고 거의 사망합니다. 그러나 거의 식사를 전폐하다시피한 고령의 말기위암 환자가 3주간 이상 BG-104를 복용하면 보통 수준의 식사를 하는 분이 꽤 있습니다.

위암뿐만이 아니라, 모든 암 환자가 그의 사망을 맞이하면서도 BG-104를 3주간 이상 복용하면 식욕이 나면서 혈색도 좋아지고 기운이 붙습니다. 이것이 BG-104의 특징 가운데 하나입니다. 이러한 환자는 가령 엑스레이 사진이나 CT로 보아 종양이 확대되고 마커(marker)가 상승 악화했더라도 식사 섭취량이 늘어 '건강한 얼굴'을 되찾게 됩니다.

환자와 그의 가족이 바라는 일의 하나는 고통 없는 임종입니다. BG-104를 60일 이상 복용한 환자 거의 전부가 죽음의 고통 없이 평안한 임종을 맞습니다. 나의 BG-104는 최근 거론되고 있는 QOL(quality of life)[37]에 적합한 우수한 제암제라 하겠습니다.

유방암·위암에 이어서 BG-104는 간암 등에 상식을 넘는 효과를 나타내고 있습니다. 복부 CT에서 간장에 큰 종양이 있었는데 BG-104 복용으로 흔적도 없이 종양이 소실된 사람이 3명 있었고, 남은 생명 3개월이라는 C형 간염 및 간암 환자인데도 고통 없이 1·2년, 다시 3년이나 보통사람 모양으로 연명하는 경우가 꽤 있습니다. 췌장암은 현대의학에서 5년 생존한 예는 거의 없습니다. 그렇게 많지 않은 나의 췌장암 환자 가운데 2명의 5년 이상 연명한 환자가 있습니다. 이들 환자를 전에 담당하고 있던 큰 병원의 주치의는, 췌장암이 거의 소실되어

---

36) 3~4년의 연명효과란, 3~4년 후에 사망하였음을 뜻합니다 — 역자.
37) 암 환자가 그의 여생을 어떻게 충실한 삶으로써 이어가느냐 하는 뜻 — 역자.

있는 것을 보고 그의 첫 진단이 오진이 아니었던가 의문이라고 환자 가족에게 말하더랍니다.

그런데 BG-104로도 어쩔 수 없는 암은 바로 육종(肉腫)입니다. 이것은 암 가운데서도 성장 속도가 아주 빠르고 강력하여 BG-104로 죽음을 지연시킨 예는 불과 2명입니다. 그 다음으로 어려운 것이 난소암인데, 이것은 어느 정도 연명되기는 하나, 대부분의 환자는 오래 살아야 4~5년 후에는 사망합니다. 현재 겨우 4명의 난소암 환자만이 4~5년 연명하고 있습니다.

직장암은 수술로써 태반의 환자가 생명이 연장되었으나, 최근에 이르러 간장에 전이됨으로써 사망하는 환자가 늘고 있습니다. 직장에서 간으로 전이된 암 환자는 BG-104를 복용해도 4~5년 이상을 연명하는 환자는 20퍼센트가 안 됩니다. 설암(舌癌)은 BG-104로 생명을 구한 경우도 있으나, 식도·후두·폐 등의 이른바 편평상피암(扁平上皮癌)에는 BG-104가 별로 안 듣습니다. 어떤 종류의 뇌종양·폐암·신장암 등에도 효과가 없어 거의가 사망합니다.

BG-104가 특히 뛰어난 효과를 나타내는 유방암의 3년 전 통계를 그림 13으로 나타냈습니다. 이것은 재발 혹은 다른 장기에 전이된 유방암 환자 6~7명에 대한 치료 효과인데, 이 가운데 30명의 환자는 BG-104만으로 치료하였고(그림 13의 직선 표시), 20명의 환자는 항암제와 BG-104를 병용하였습니다(그림 13의 점선 표시). BG-104만으로 치료한 재발·전이된 유방 환자로서 4~5년 연명한 사람이 80퍼센트 가까이나 됩니다. 이에 비하여, 항암제와 BG-104 병용 환자는 4년 생존한 사람이 38퍼센트, 5년 생존자는 30퍼센트가 안 됩니다. 그리고 항암제 또는 방사선만으로 치료한 타병원의 재발·전이 유방암 환자의 치료 성적을 문헌에서 조사하여 그림 13에 나타냈는데(○×로 표시, 나의 환자는 ●로 표시), BG-104 복용 환자에 비교해서 3년

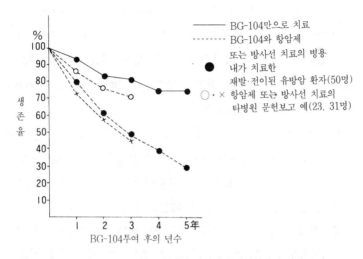

그림 13. BG-104 투여로써 재발 전이된 유방암환자의 연명 효과

생존률조차 비교 안 되게 낮습니다. 그림 13을 판독하는 것만으로도 BG-104, 특히 BG-104 단독 복용만 하더라도 부작용이 강한 항암제와 비교하여 얼마나 뛰어난 효과를 지니고 있는가를 알 수 있을 것입니다.

5. 냄새 없고 마시기 쉬운 니와식 성분요요법

(1) 옛부터 있던 요요법

최근 가정요법의 한 가지로서 제 오줌을 마시는 건강법이 소개됨으로써 큰 붐을 이루고 있습니다. 건강잡지에는 이 요법이 암이나 기타 난치병에 효과가 크다는 기사를 게재하고 있을 뿐만 아니라, 우리 주위에는 특이한 효과를 본 분이 없지 않습니다. 나는 원래 부작용 없는 자연물질로서 참다운 효과가 있다면 허심탄회한 마음으로 그것을 실험·검증하여 나의 치료법에 추가 채택합니다. 그리하여 나는 상당한 시간을 소비하여 이에 대한 과학적 연구와 검토를 하여 왔습니다. 그 결과 요요법은 의학적 근거가 있는 치료법임이 증명되어, 1992년부터는 암의 재발과 전이로 입원하는 말기 환자에게 BG-104 투여에다가 이것을 병용하고 있습니다.

그러나 종래의 요요법에는 몇 가지 결점이 있으므로 이것을 과학적으로 개량하여 마시기 쉬운 니와식 성분요요법을 개발하였습니다.

내가 어렸을 때, 이미 요요법을 시행하고 있던 다니구치(谷口)병원이 있었고, 일찍이 프러시아의 황제는 그의 방광암을 일본의 그 병원에서 요요법으로 깨끗이 고쳤다는 국제적 에피소드까지 있습니다. 나는 어린 시절과 청년 시절에 이르기까지 그 병원에서 암 환자에게 요요법을 쓰고 있다는 이야기를 들었습니다. 그 병원에서는 본인이 아니더라도 환자의 오줌을 가져오면 그것으로 환약(丸藥)으로 지어주었는데, 나는 의사가 된 후로는 줄곧 이 사실을 생각해 왔으며, 요즈음에 와서 요요법이 성행해지자 진지하게 과학적 근거를 검토하기에 이르렀습니다.

(2) 요요법의 과학적 근거

나는 이렇게 생각하고 있습니다. 인체 내에는 바이러스나 세균 및 암에 대항하여 이것을 공격하는 방위물질(면역 또는 항체)이 생깁니다. 이것이 암·세균과 싸우는데, 사람은 동물과 달라서 이것들을 완전히 격멸시키지 못하고 있는 동안에 방위물질은 배설되어 버립니다. 그러므로 오줌으로 나가버린 방위물질을 채취해서 체내에 다시 넣음으로써 한번 더 암·세균 등과 싸우게 할 수 있다는 점을 생각할 수 있습니다.

만약 이 이론이 옳다면 하나의 큰 모순에 직면하게 됩니다. 오줌 속에 있는 면역물질(항체)에 효과가 있다면, 혈액 속의 항체(면역 글로불린 등)는 류마티스 등의 위중한 자기면역질병(自己免役疾病 : 교원병)에는 유해하므로 더욱 악화할 것이 염려됩니다. 그런데 실제로는 요요법으로 류마티스가 호전된 환자가 꽤 있으므로 이 '면역항체설'은 근거가 없습니다. 그리하여 나는 요요법의 면역항체설을 의문시해 왔습니다.

그 후, 나는 문헌을 읽고 다음과 같은 새로운 결론을 얻기에 이르렀습니다. 즉 암·교원병과 기타의 난치병 환자의 오줌을 분석하면 분자량 6천~9천, 1만 5천~7만, 나아가서는 15만~30만의 3단위 분자량이 피크를 이룬다는 사실이 몇몇 분의 저서와 연구논문에 발표되어 있었습니다.

일부 저서에는 분자량의 물질이 암이나 교원병 환자의 오줌에서만 발견되는 데서 이 3피크의 분자량 물질이 바로 암·난치병의 원인물질이라고 규정하고 연구를 계속하고 있다는 것이었습니다.

그러나 나는 다른 각도에서 이 사실에 분석을 가하였습니다. 성인병·교원병·암을 앓지 않는 동물 오줌에는 이 피크가 없다는 사실과, 방위물질은 새벽 오줌 속에 뚜렷이 보인다는 사실 및 요요법에서는 남의 오줌을 복용해서는 아무 소용이 없고 오로지 본인의 이른 아침 오줌이 특히 효과가 있다는 사실에 주목하였습니다.

나는 이 3분자량의 물질이야말로 인체 내에서 암이나 난치병을 발생시키지 않는, 또는 그 증상을 억제시키는 중요한 물질 — 현대의학에서는 아직 해명되지 않고 있는 광의(廣義)의 암·바이러스·난치병의 발생을 억제시키는 물질이라고 생각하였습니다. 따라서 (나는) 건강인이나 동물에 암과 난치병 등이 생기려고 할 때에는 체내에서 이 광의의 면역물질이 생산되어 막 생겨나는 암이나 교원병과 싸워서 이것을 억지시키는 데도, 불구하고 발병하는 사람은 암이나 교원병을 충분히 억지시키지 못하고 있는 동안에 이 중요 물질이 신장에서 오줌으로 배설되는 것이라 생각하였습니다.

요컨대 나는 일부 연구가들과는 달리, 건강을 유지하는 데 필요한 물질이 환자의 몸에서 오줌으로 배출된다고 추측했습니다. 또한 건강인이거나 동물은 이 물질이 오랫동안 체내에 머물러 있기 때문에 암 또는 교원병이 발생하지 못한다고 나는 보았습니다. 오줌 속의 분자량 1만 5천~7만의 물질에는 바로 면역항체 물질이라든가 인터페론 등이 포함되어 있습니다. 분자량 6천~9천, 15만~30만에 포함되어 있는 물질은 그것이 무엇인지 아직 모릅니다.

나의 이러한 추론은 다음 사실로써 증명됩니다.

동물은 원래 성인병·교원병·암이 없으므로 동물에게는 분자량의 피크가 없다는 사실과, 또한 건강인의 오줌은 아무리 마셔도 효과가 없고 환자의 오줌을 마셔야 효과가 있다는 사실이 바로 나의 이론의 근거입니다. 다시 말해서, 암·교원병이 생기지 않는 동물 또는 건강인의 오줌에는 이 피크가 없다는 사실은, 이 피크의 물질이 건강인 (또는 동물) 체내에서 질병이 생기지 않게 하는 역할을 지속적으로 하고 있다는 사실을 증명하는 것입니다.

이 물질이 왜 환자의 오줌으로만 배설되고 무병한 동물의 오줌에는 없는 것일까? 그 원인은 문명화한 인간은 장구한 세월에 걸쳐서 환경오염물질에 접해 오면서 신장의 여과기능의 약화로 말미암아 몸에 필요한 물질을 배설하고, 배설해야 할 불필요한 물질을 배설치 못하게 됨으로써 예컨대 신부전(腎不全) 같은 질병에 걸리게 되었다고 생각합니다. 이것이 바로 문명화한 현대인의 슬픈 현실이 아닌가 싶습니다!

(3) 요요법의 과학적 연구·개발

원래 오줌 속에는 체내의 배설물·요독소(尿毒素) 등이 들어 있어, 몸에 불필요한 물질만이 아니라 유해한 물질도 많이 포함되어 있습니다. 나는 오줌 속의 냄새와 유해물질을 제거하고 암 또는 난치병에 대항하는 3가지 부분의 분자량 물질만을 추출해 냈습니다. 이것은 과학적, 근대적인 방법으로 자연의 메커니즘을 응용한 성분요요법인데, 니와식 성분요요법이라고 명명하여 암과 난치병의 입원 환자에게 투여하여 좋은 성과를 얻고 있습니다.

니와식 성분요요법이란, 환자의 아침 첫 오줌을 채취하여 내가 고안해낸 특수기계로 오줌 속의 분자량 6천~9천, 1만 5천~7만, 15만~30만의 것만을 선택적으로 뽑아내고 그 밖의 다른 모든 물질을 완전 제거하여 환자에게 복용시키는 것입니다. 이렇게 할 경우, 첫 오줌의 양이 200cc라면 필요부분만을 추출해낸 나의 방법으로는 겨우 10cc 밖에 안 될 뿐 아니라 냄새도 전혀 없습니다. 나의 자세한 설명을 들은 입원 환자는 이론(異論)의 여지 없이 거의 모두가 이에 응하여 복용합니다.

(4) 요요법이 안고 있는 몇 가지 문제점

독자께서는 왜 하필 아침 첫 오줌이 좋다는 것이냐라는 의문을 가질 것입니다. 이것은 이론의 결정적 포인트의 하나입니다. 동물, 특히 사람은 수면을 취하면 일반적으로 회복력이 높아지면서 질병에 대하여 아주 효과적입니다. 따라서 숙면하고 나면 당연히 암이나 기타 난치병에 대항하면서 건강을 유지할 광의의 면역물질이 좀더 많이 생성됩니다. 낮잠에서는 이러한 물질이 과히 생성되지 않습니다. 그러므로 숙면한 환자의 아침 첫오줌에는 광의의 면역물질이 대량으로 함유되어 있습니다.

순과학적(純科學的), 의학적으로 말한다면 성분요요법으로써 오줌
의 유효성분을 추출한 물질은 주사 등으로 체내에 돌려줘야 합니다.
왜냐하면 현대의 생화학·생리학의 상식에서는 분자량 6천 이상의 물
질은 장에서는 흡수가 안 되기 때문에 요요법을 시행해도 무의미하
다는 반론입니다. 그런데 근년에 이르러 유명한 제약회사[38]의 연구부
에는 수만(數萬)의 분자량 물질이라도 장에서 흡수된다는 연구보고가
있습니다. '다젠'이라는 소염효소제는 수만의 분자량인데, 이것을 환
자에게 복용시켰던 바 효과를 얻은 경험이 있습니다. 분자량 1만 5
천~7만의 물질에는 인터페론이라든가 감마글로불린 등이 있는데,
인터페론의 설하정(舌下錠)이 판매되고 있고, 분자량 1만 5천 이상인
인터페론도 구강점막에서 체내에 흡수된다는 사실이 확인되었습니다.

6. 니와요법에서는 원적외선방사체와 천강석을 활용

오염된 물을 청정화시키거나 건강기구 등에 흔히 쓰이는 원적외선
방사체(물질)인 화강암·세라믹·플라티나 전자파섬유·토르마린석(石)이
있는데, 나 역시 부작용 없는 의료기구에 비상한 관심을 기울여 6~7
년 전부터 이러한 물질에 대하여 우리 연구소에서는 과학적, 의학적
검증을 하는 한편 이것들을 다각도로 환자에게 사용하고 있습니다.
이들 원적외선 방사체가 인체의 건강에 좋은 메커니즘이 있다는
사실은, 이들 물질에서 방사되는 육성광선(育成光線, growth ray)이라
고 불리는 4~14미크론의 원적외선에 의한 것입니다. 이 광선은 동
식물 성장에 꼭 필요한 에너지를 지니고 있으며, 또한 이것은 물의

---

38) 일본 다케다(武田) 제약회사를 가리킨다 — 역자.

클러스타(cluster, 체인)를 축소시킨다는 사실이 알려져 있습니다. 우리 연구소에서는 이것이 물·인체·특히 암세포에 대하여 작용하는 상세한 메커니즘을 실험으로써 밝혀냈습니다.[39]

그러던 가운데, 나는 우연한 계기로 규슈의 심산에서 채굴된 천강석(super growth ray emiting stone, SGES)을 알게 되었습니다. 이것에는 종래 우리 연구소에서 얻은 데이터 및 임상효과보다 월등한 효능이 있다는 사실을 알아냄으로써 현재 입원중인 암 환자·교원병 환자를 비롯한 각종 환자 치료용의 유력한 무기로써 사용하고 있습니다. 또한, 말기암 입원 환자에게는 BG-104를 내복시키는 한편 성분요요법과 더불어 천강석으로 만든 욕조에 환자를 넣어 목욕시키고, 이것의 미세분말을 복용시키거나 분말로 천을 만들어 몸을 감싸는 등—여러 가지 특이한 치료법을 겸용함으로써 좋은 성과를 얻고 있습니다.

(1) 천강석의 작용 메커니즘

일반적으로 모든 생물의 세포는 칼슘이온(Ca^{2+})이 세포막에 들어와서 칼모듈린이라는 물질과 결합하여 메틸트란스페라제라든가 포스포라이페이스 A^2 또는 C라는 효소가 작용함으로써 아주 소량이면서도 적량(適量)의 불포화지방산 및 극히 소량이면서도 적량의 과산화지질이 만들어져 알라키톤산(酸)캐스케이드 반응을 일으켜야 비로소 세포가 활동하게 됩니다.

즉 세포가 활성화하기 위해서는 칼슘이온이 우선 세포 속으로 유입되어야 합니다. 세포 활성화의 첫발인 칼슘이온이 세포막에 유입하기

39)《炎症》11권 2 호 1991, p.135〜141 ;《炎症》12권 1 호 1992, p.63〜69, 1992 ;《醫學と生物學》123권 3 호 1991 ; Int. J. Biometeorol 37, 1993, p.133 ;《本音で語る醫療と健康》(牧羊社) ;《水 いのちと健康の科學》(ビヅネス社, 1992)

156

위해서는 세포 속에 있는 물의 형태와 구조가 매우 중요합니다. 물의 구조에 영향과 변화를 줌으로써 세포 둘레에 붙어 있는 물의 클러스터(체인)를 작게 하여 세포 속으로 침투하기 쉽게 만드는 것이 곧 4~14미크론의 원적외선이라는 사실을 과학은 밝혀냈습니다.

그리하여 나는 생물 성장에 필요한 육성광선(원적외선)을 방사시킴으로써 각종 건강기구에 사용하고 있는 천강석을 비롯하여 토르마린·플라티나 전자파 섬유·세라믹 등의 원적외선 방사물질이 인체의 칼슘이온에 미치는 영향을 조사하였습니다.

(2) 천강석은 백혈구의 기능을 증강시켜 과산화지질의 형성을 억제시킨다

나는 이렇게 실험하였습니다.

건강인의 혈액에서(산 채로 움직이는) 백혈구(호중구와 림프구)를 채취, 그것을 시험관 속에 넣어 배양합니다. 그 시험관을 천강석(SGES), 화강암, 토르마린, 세라믹, 플라티나콜로이드(플라티나 전자파 섬유), 갓 채취한 온천수, 기공사의 손바닥 등으로 에워싸서 시간을 경과시킵니다.

이렇게 하여서 시험관에 들어 있는 백혈구 속의 칼슘이온·호중구(好中球)의 유주(遊走)와 탐식 및 활성산소 생성과 림프구의 유약화를 측정, 여러 가지 원적외선 방사물질로 피포(被包)하기 전의 상태와 비교하여 칼슘이온 및 기타 백혈구의 여러 기능이 얼마나 증가하였는가를 조사하였습니다.

그 결과는 이러하였습니다.

조사한 원적외선 방사물체 가운데 칼슘이온을 가장 증가시킨 것은 천강석(SGES)이었을 뿐 아니라, 백혈구의 유주능, 탐식능, 활성산소 생성능(活性酸素生成能), 림프구의 유약화까지도 천강석이 월등히 증강시켰습니다.

이어서 시험관 속의 불포화지방산에 활성산소를 반응시킴으로써 동맥경화·중풍·심근경색·백내장·아토피성 피부염 등의 원인이 되고 있는 과산화지질(過酸化脂質)의 형성 반응을 조사했는데, 여타의 원적외선 방사물질도 과산화지질의 형성을 억제하는 작용이 증명되었으나, 천강석이 가장 강력한 억제력을 나타냈습니다.

(3) 암세포에 대한 천강석의 효과가 증명되다

천강석을 비롯한 원적외선 방사물질에는 강력한 세포 부활작용(賦活作用)과 체내에서 망나니짓을 하는 과산화지질의 형성억제작용이 있으므로 허다한 질병 치료에 그 활용 효과가 기대되고 있었습니다. 그래서 이러한 것들을 활용하여 치료해 본 임상실험 결과 많은 환자의 증상호전 실례(實例)가 나타났습니다. 그런데 다음의 두 가지 문제로 말미암아 이들 물질의 실용이 주저되던 시기가 한때 있었습니다.

우선 실험결과로는 이들 물질에서 내리쪼이는 원적외선으로 말미암아 인간의 세포가 활성화하여 기운을 되찾게 되는 것이 사실이라면, 암 환자에게 이것을 적용시켰을 경우, 암세포도 활성화되어 왕성한 활동을 전개치 않을까 하는 우려였습니다.

그리하여 나는 '백혈구가 암화한 백혈병 세포'를 시료(試料)로 하여 (2)에서 시도한 바와 같은 실험을 하였습니다.

나는 비교적 분화한 악성도가 낮은 HL60이라는 세포, 어느 정도 미분화하여 악성도가 강한 ML1이라는 세포, 가장 미분화도(未分化度)가 높은 인간의 정상백혈구세포와 훨씬 다른 K562 ─ 이 3가지 세포로써 (2)와 똑같은 방법으로 실험하였습니다.

결과는 이러하였습니다. 가장 악성도가 낮은 HL60 세포는 칼슘이온은 정상 백혈구세포의 칼슘이온 증가와 비교해 보면 그 증가율은 미미한 것이었습니다. 한편, 악성도가 강한 ML1 및 K562 세포는

158

그 칼슘이온이 거꾸로 감소되었습니다. 이것은 악성도가 높은 백혈병 세포일수록 천강석으로 말미암아 칼슘이온이 세포 속으로 들어가지 못하여 그 활동이 둔해졌음을 나타냅니다.

표 4. 천강석이 백혈병세포 및 정상인의 호중구(好中球) 칼슘이온에 미치는 영향

세포		〔Ca2+〕(nM)		
		resting	fMLP	
정상인호중구	60분	$128.1\pm12.8^{\S}$	563 ± 67	$923\pm110^{\dagger}$
	0분 * (control)	60.9 ± 7.3	537 ± 48	640 ± 64
HI60 세포	60분	$74.3\pm8.1^{*}$	174 ± 19	$486\pm53^{*}$
	0分 * (control)	66.2 ± 7.2	153 ± 16	460 ± 50
ML1 세포	60분	$41.7\pm5.0^{*}$	$102\pm11^{*}$	$349\pm41^{\dagger}$
	0分 * (control)	53.1 ± 5.8	135 ± 14	445 ± 48
K562 세포	60분	$20.3\pm2.2^{\S}$	$64\pm7^{\dagger}$	$331\pm36^{\dagger}$
	0분 * (control)	40.2 ± 4.4	104 ± 11	421 ± 46

* $0.025<P<0.05$ vs control, $\dagger 0.01<P<0.01$, $\S P<0.001$
'0분'이란 각 세포를 넣은 시험관을 천강석으로 에워싸기 전의 각 세포 속의 〔Ca^{2+}〕(칼슘이온량)을 나타낸다.
'60분'이란 각 세포를 넣은 시험관을 천강석으로 에워싼 후에 60분 경과한 때의 각 세포 속의 〔Ca^{2+}〕i(칼슘이온량)을 나타낸다.

이들 백혈병 세포의 여러 기능〔運動能〕은, 정상백혈구세포와 비교하였을 때, 백혈병 세포는 수용체(收容體, receptor)가 정상적인 환경에서는 매우 운동성이 둔하여 그 유주능, 탐식능, 활성산소 생성능을 측정할 수 없을 정도였습니다. 그리하여 유주능, 탐식능, 활성산소생성능·림프구 유약화 현상 등에 미치는 영향에 관한 실험은 할 필요가 없었습니다.

다음으로 나는 건강한 정상적 쥐(실험동물) 등에 암세포를 이식하여 암이 성장·증식해 가는 과정에서 천강석을 비롯한 원적외선 방사

물질이 어떠한 영향을 미치느냐를 실험하였습니다.

그림 14에서 보듯이 가장 악성도가 낮은 HL60 세포는 칼슘이온이 약간 증가하기는 하였으나 정상인의 백혈구세포의 칼슘이온 증가와 비교하면 그것은 미미한 것이었습니다. 한편, 악성도가 강한 ML1 및 K562 세포는 칼슘이온이 오히려 감소되었습니다. 이것은 악성도가 높은 백혈병 세포일수록 천강석으로 말미암아 칼슘이온이 세포 속으로 들어가지 못하게 됨으로써 그 활동에 활기를 띠지 못했음을 나타내는 것입니다.

그림 14에서 보듯이, 건강한 한 마리 한 마리의 쥐가 마치 일란성 쌍둥이 모양으로 유전자가 공통이며, 면역학적 유전자 수준이 동체(同體)인 순계(純系) 쥐의 무리에다가 Sarcoma 180과 B-16 melanoma라는 암(癌)쥐의 두 가지 암세포를 건강한 쥐에 별도로 이식하고 암의 조직이 커가는 과정을 시간의 경과에 따라서 측정합니다.

이때, 이식 받은 쥐의 등(背)을 천강석 등의 원적외선 방사체의 분

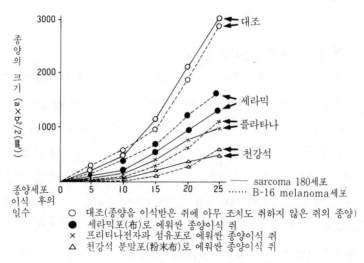

그림 14. 천강석의 sarcoma 180과 B-16 melanoma를 이식받은 종양증식에 대한 영향

말로 만든 천(布)으로 덮고, 아무 조치도 취하지 않은 쥐와 비교해서 암조직의 확대속도를 조사했습니다.

그림 14를 보십시오. 원적외선 방사체 분말포로 씌우지 않은 쥐의 암은 시일의 경과에 따라서 급속히 커가는데도, 분말포로 씌운 쥐의 암은 아주 느리게 커갑니다. 이러한 결과는 Sarcoma 180 및 B-16 melanoma의 두 암세포의 이식에서도 마찬가지였고, 실험에 쓴 순계 쥐는 개체차(個體差)가 없는 것인 만큼, 이로써 암에 대한 원적외선 방사체의 효과는 과학적으로 입증된 것이라 하겠습니다.

요컨대 암화된 백혈병 세포는 원적외선 방사물질 가운데서도 특히 천강석으로 말미암아 칼슘이온이 감소되고, 또한 실제로 실험용 쥐의 암발육이 늦어지는 사실에서 암세포가 '순해진다'는 이론이 성립됩니다. 따라서, 원적외선 방사물질을 쓸 경우, '암세포도 덩달아 활발해지는 것이 아닌가'하는 실험 전의 근심은 기우였습니다. 따라서 나는 안심하고 천강석으로 만든 여러 가지 제품을 암 환자에게 사용하고 있습니다.

(4) 암 환자 치료에 응용하는 천강석

이상과 같이, 니와면역연구소에서 뛰어난 메커니즘이 해명된 천강석을 믿고 암 환자를 비롯한 여러 난치병 환자 치료에 마음 놓고 임상응용하기 시작하였습니다. 우선 천강석을 작은 구슬로 가공하여 구슬 욕조를 꾸몄습니다. 이 구슬을 환자가 견딜 만한 온도로 가열한 후에 환자를 넣고 구슬로 덮습니다. 모든 원적외선 방사물질은 가열하면 수십 배의 원적외선 에너지를 방사합니다. 우리는 이 욕조를 샌드배스(sand bath)라고 부르는데, 암 환자가 아니더라도 여기에 5분 정도 드러누웠다 나오면 온몸의 혈관이 힘차게 움직임을 느낍니다.

또한 우리 병원에서는 천강석을 아주 고운 분말로 내어서 하루에

0.1~0.3그램을 복용시킵니다. 장암 환자에게는 천강석 분말로 만든 섬유로 배가리개를 만들거나 천을 만들어 환부를 에워쌉니다.

게다가 규슈 심산의 암석 사이를 뚫고 흘러나오는 천연수를 운반해다가 암 환자 전원의 음료수로 사용하고 있습니다.

7. 자연회귀를 지향하는 의사 여러분께……

일본 각지의 유명 종합병원에서 포기하다시피 퇴원한 암 환자가 나의 자연요법을 받고자 찾아오는데, 그 가운데 20~40퍼센트의 환자가 구조되고 있습니다.

이와 같이 아직도 많은 환자가 결국에는 사망하는데, 나의 아들이 백혈병으로 비명에 갔을 때 내가 겪은 비통함과 애처로움을 그 가족이 눈물로 겪습니다. 나는 서양의학의 교육을 받고 20여 년 동안 서양의학에 의한 치료를 해왔으나, 내 자식을 잃고는 자연회귀에 눈이 떠서 고통을 겪지 않고 과학적 효과가 높은 치료법을 탐구하기에 밤낮이 없습니다. 나는 일본이나 외국 어디에서나 암에 유효한 물질이 있다면 그것으로써 시험관 실험·동물 실험을 거쳐 그 진가가 확인되면, 암 치료에 활용하고 있습니다.

확실히 현대 서양의학 일변도(一邊倒)의 치료법이란 곧 싹쓸이 치료법(total killing)입니다. 암약은 물론이요, 효과 있다는 일반적 콜레스테롤 강하제(降下劑)까지도 체내의 다른 대사(代謝)를 억제함으로써 간장장해·신장장해의 부작용을 안고 있습니다. 이에 비하여 진짜로 잘 듣는 자연의 초원적외선(超遠赤外線)을 방사하는 운석 등은 사람의 정상 세포의 힘을 높여주고, 암세포의 힘은 약화시킵니다. 이러한 진짜 자연치료법은 대대적으로 채택하는 것이 당연하지만, 항간에 퍼져 있는 한방약, 건강식품, 이온수, 여기저기에서 시술하고 있는 자연회귀법 치료는 거의가 과학적 근거를 제시하지 못하고 있습니다.

부작용이 큰 현대서양의학이 정말 적합치 않다면, 실력 있는 과학 자를 고용하고 시설 좋은 연구소를 개설하여 뜻하는 바의 치료법이 이러저러한 과학적 근거하에 이러저러한 질병에 유효하다는 사실을 학회 또는 권위 있는 의학논문지에 발표함으로써 공인을 얻어야 합니 다. 그런데 대부분의 자연회귀성 물질은 그것이 작용하는 메커니즘과 그 효과를 밝히지 못한 채로 시중에 나돌고 있으니 딱한 일입니다.

많은 서양의학 전공 의사들께서 서양의학의 싹쓸이법 메커니즘에 한계를 느끼고 계시지만, 그렇다고 과학적, 의학적 근거가 확실치 않 은 자연회귀 치료법을 채택할 수는 없는 일입니다.

현재 내가 추진하고 있는 자연치료법인 니와요법에 많은 서양의학 전공 의사들께서 찬동하시어 내 병원 견학을 오시고, 또한 여러 연구 회를 조직하여 나의 요법을 채택하고 계십니다. 나는 세계적인 규모 로 활기 띠고 있는 자연회귀 치료법 및 그 운동이 모쪼록 진정한 과 학성에 의거하여 전개되기를 바라 마지 않습니다.

거듭 말하거니와, 현대서양의학의 싹쓸이 부작용에 관하여 의사평 론가들이 왈가왈부 비판하기란 아주 쉬운 일입니다. 그러나 현장의 임상의사 및 생화학자들은 이 문제를 어떻게 해서 극복하고, 부작용 없는 진짜 자연치료법을 어떻게 이끌어냄으로써 치료에 임해야 할 것 이냐 하는 문제는 아주 난제 가운데 난제입니다.

최근에 이르러, 상당수의 뜻 있는 임상가들이 부작용이 큰 서양의 학이 벽에 부딪혀 있음을 절감하고 있습니다만, 이에 대체할 치료법 (alternative treatment)이 없어 대부분의 선생들이 그대로 서양의학 에 의지하고 있습니다.

내 이야기를 자꾸 꺼내어 안 되었으나, 내 자식을 백혈병으로 잃

은 쓰라린 경험을 겪은 후, 설·추석·일요일·축제일 및 휴가를 몽땅
반납하고 연구, 개발해 온 천연생약을 활용하는 니와요법이 어떠한
것이라는 점을 독자께서는 대강 짐작하셨으리라 믿습니다. 나의 요법
을 가지고도 많은 분들은 사랑하는 육친과의 사별을 겪으시는 것이
현실이지만 그러한 가운데서도 독특한 자연회귀에 과학적 뿌리를 둔
나의 치료법에 의지하고 있는 많은 환자가 있고, 그들은 괄목할 만한
호전을 보이고 있습니다.

향후 몇 년이 걸리든 아니, 몇십 년이 걸리든 연구와 실험을 거듭
해 가면서 조금이라도 더 효과 있는 자연회귀 치료법을 개량해 내도
록 주야불철 노력할 뿐입니다.

참고 말기 환자에게 주는 사전 치료 설명

나는 일본 전국 9개 처의 병원 또는 진료소를 월 한두 번 순회하
면서 환자 진찰을 하고 있으며, 나의 본거지 병원에서는 월 10~14
일 동안 진찰하고 있습니다. 그때마다 평균 4~7명의 새로운 암 환
자가 찾아옵니다. 이러한 상황이라, 나는 진찰·투약·치료를 하기 전
에 암의 초진(初診) 환자 및 그의 보호자를 모아 놓고 대략 다음과
같은 이야기를 합니다.

우선, 일반적으로 암이 안 낫는 이유와 항암제 및 방사선 치료의
허실성을 설명하고 십여 년 전에 내가 겪은 아들의 백혈병 투병과
현대의학의 암에 대한 속수무책을 쉽게 이야기합니다. 그 다음으로
나의 독자적 개발품인 천연생약을 개발해 내기까지의 경과, 그 결과
개발한 SOD-like products인 저분자활성형 항산화제 및 BG-104
를 주체로 하는 치료법은 인간의 자연치유능(自然治癒能)을 과학적
으로 최고로 발휘토록 한 것이라는 내용을 설명합니다.

나의 치료법은 암세포를 공격하는 림프구(킬러 T세포) 등 방어세포의 활력을 높여줌으로써 환자의 기운을 되찾게 하는 것임을 설명합니다. 그리고 다음과 같이 설명을 계속합니다.

나는 현재 1천 명 이상의 암 환자에게 투약 또는 치료를 하고 있는데, 나의 치료는 95퍼센트가 생약(生藥)이므로 의료보험의 적용을 못 받습니다. 그러므로 암 환자라도 대학병원 같은 데서 이럭저럭 잘 돼나가는 환자는 안 옵니다. 내 병원을 찾는 환자는 대부분이 큰 종합병원에서 포기한 사람들입니다. 이러한 환자의 통계를 잡아보면 1천 명 가운데 600명은 불행을 겪습니다. 그러나 나머지 400명은 진짜로 살아납니다. 또한 종합병원에서 남은 생이 3개월이라는 선언을 받은 말기암 환자가 언제나 30명 정도 입원해 있는데, 그 가운데 80퍼센트는 어쩔 수 없이 불행하게 됩니다. 그러나 나머지 환자들은 도움을 받습니다.

그런데 중요한 점은 암으로 목숨을 잃어가는 환자들은 모두 BG-104의 복용으로 암 특유의 고통을 겪지 않고 세상을 떠난다는 사실입니다.

나는 환자 및 그 가족에게 이렇게 말합니다.

내가 개발한 생약을 복용한다 해도 60퍼센트의 환자는 악화되어 갑니다. 그러한 상태의 환자는 정기적 검사나 진찰을 받고 있는 대학병원 선생님께서 항암제의 사용을 지시받는 경우가 많아, 그들 환자 가족의 어찌 하오리까?라는 전화가 꽤 있습니다.

나는 항암제의 무서움을 다시 설명하고, 항암제를 쓴 사람의 정상 림프구는 나날이 약화됨으로써 나의 치료가 듣지 않게 됩니다. 사실 대학병원에서 항암제 치료를 받으면서 나의 생약을 내복한 환자와 항암제를 일질 쓰지 않고 자택에서 나의 치료를 받은 환자를 비교하면 후자에게 뛰어난 효과가 나타남을 통계는 말해 주고 있습니다.

여기에 놀라운 사실은, 나의 치료를 받은 환자는 절대로 고통이 없고, 말기암 환자일지라도 기운을 되찾습니다. 그러나 이와 같은 나의 치료법으로도 60~80퍼센트의 환자가 사망합니다. 그러므로, "항암제를 쓰자는 대학병원의 지시를 절대 거부하시오"라고 나는 단호히 권고합니다마는(나의 치료법만을 받던 환자일지라도 상당수가 사망하므로), 환자가 사망하게 되면 "그때 니와선생이 항암제를 쓰지 말라는 바람에 죽은 것이 아닌가. 어쩌면 그 무렵부터 항암제를 병용했더라면 살아날 수도 있지 않았겠어요?"라고 땅을 치면서 후회하는 경우도 있다고 보는데, 이것은 어쩔 수 없는 인지상정(人之常情)입니다. 나는 여러분에게 "절대로 항암제의 병용은 마십시오"라고 말할 수는 없는 일입니다.

여러분은 나의 해설서를 읽거나, 건강강연을 진지하게 듣거나 나아가서는 나의 설명을 잘 듣고 항암제 병용의 옳고 그름을 스스로 판단하리라고 믿기 때문입니다.

이제까지 보통 암 환자, 특히 말기암 환자가 당면하는 현실적 문제와 고뇌를 일일이 예를 들어가면서 나의 입장에서 해설하였습니다. 환자 및 그 가족께서, 장차 암병동에서 직면하게 될 여러 가지 문제로 망설이고 고뇌하게 될 경우에 환자로서의 방향 선택에 도움이 되었으면 하는 일념으로 다소 상세하게 설명하였음을 양해하기 바랍니다.

7

니와요법의 효력
BG-104로 생명
연장에 성공하다

BG-104로 생명 연장에 성공한 대표 증례

증례 1 M·W 씨(64세·남성·폐암)
높은 치사율의 폐암이 축소되다

증세와 소견

1991년 8월, 성인병 검진을 하고자 흉부 엑스선 촬영을 하였을 때, 이상음영(異常陰影)이 발견되어 삿포로시(札幌市)의 모관공립병원(某官公立病院)에서 정밀 검사를 한 결과, 소세포미분화암(小細胞未分化癌)이라는 진단을 받고 우리 병원에 왔을 때에는 사진 1에서 보듯이, 우상폐야(右上肺野)에 직경 7×7센티미터의 경계가 선명하고 딱딱한 음영이 있었고, 해소·객담 등이 있었다. 1일 BG-104, 16그램[40] 4회 내복할 것과 저분자항산화제 즉 SOD작용식품 27그램 [41] 3회 내복하도록 처방하여 주고, 외래 치료를 시작하였다. 마커(Marker) 등의 검사소견은 내원하였을 때에는 BFP 94ng/㎖ 단위로 약간 상승하고 있었으나 그 밖의 마커는 정상이었다.

임상 경과

해소·객담과 약간의 BFP 상승이 계속되었고, 12월에는 사진 2에서 볼 수 있듯이, 흉부 엑스선에서도 8×14센티미터로 음영이 커지고 서서히 확대함. 그러나 1992년이 되어서는 해소·객담이 감소하고

---

40) BG-104 1포는 3그램 — 역자.
41) SOD-like products, 즉 *Niwara* 1포는 3그램 — 역자.

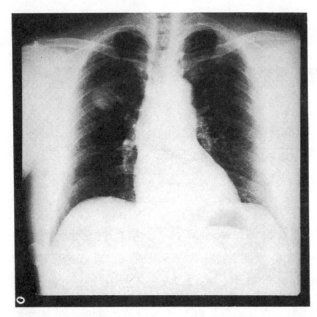

사진 1.
오른쪽 폐의 상폐
야에 하얀색 음영
(폐암)이 보인다.

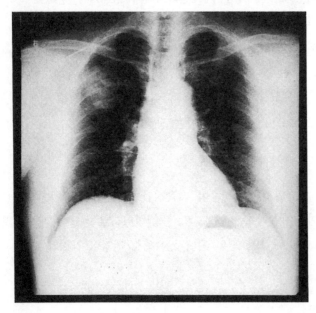

사진 2.
오른쪽 하얀색 그
림자가 커져 있다.

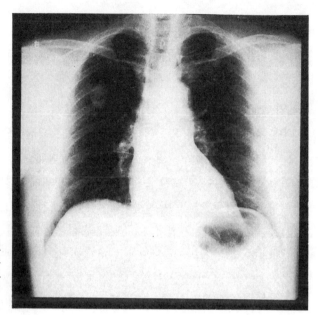

사진 3.
오른쪽 폐에 있
던 흰 폐암의 그
림자가 작고도
엷게 변화한 것
을 볼 수 있다.

BFP도 저하하여 정상치에 가깝게 되었고, 1992년 3월에는 사진 3과
같이 5×4센티미터의 경계가 불선명한 작은 음영으로 줄어 들었다.

고찰과 결론

이 환자는 초진 이래 약 4년이 경과된 현재 건강하게 사회생활을
하고 있으며, BG-104와 나의 항산화제의 내복을 계속하고 있다. 원
래 소세포미분화암은 항암제에 저항하여 대단히 치사율이 높아 1~2
년 경과 후에 사망하는 예가 흔함. BG-104의 내복이 이 환자에게 현
저한 효과를 나타낸 것으로 생각된다.

증례 2 　M·T 씨(64세·남성·폐암)
내원 9개월로 간암이 거의 소실

증세와 소견

14년 동안 C형 간염으로 진단되어 1989년 간경변으로 오사카 덴노오지(大阪天王寺) 경찰병원에 입원, 점차 악화되었고 1994년 4월부터 현저하게 전신이 마르기 시작하였다. 그 병원에서 복부 CT촬영으로 간암이 겹쳐 생긴 것이 지적되어, 간동맥색전요법(肝動脈塞栓療法, TAE)을 시행하였다. 본원에 1994년 8월에 왔는데, 얼굴색이 나쁘고 촉진(触診)으로 간장의 반 정도가 만져지고 약간의 복수가 고여 있음을 알 수 있었다. 고복(鼓腹), 위통, 복통을 호소함. 검사 결과, GOT와 GPT와 100~150쿤켈반응(ZTT) 24단위. 4형코라겐 14.7ng/mℓ, AFP 470ng/mℓ. 혈소판 5만 8천. 입원 치료하기로 하고 1일 BG-104 16그램 4회 내복, 저분자항산화제 27그램 3회 투여하였다. 성분요요법과 원적외선요법을 병용하면서 강간제(强肝劑)를 정맥주입(静脈注入)한다.

임상 경과

이상과 같은 치료에도 불구하고 검사치는 호전되지 않고, 간암의 종양마커인 AFP는 800ng/mℓ를 초과하여 11월 중순 퇴원시켜 자택에서 입원중과 꼭 같은 치료를 하였다. 1995년 3월경부터 전신증상(全身症狀)이 호전되기 시작하였고, AFP도 저하하여 5월에는 AFP 197mg/mℓ로 감소하였고 혈소판도 8만 3천으로 약간 상승하였으며, 사진 4와 같이 복부 CT촬영에서는 간암이 거의 소멸되었음을 확인하였다.

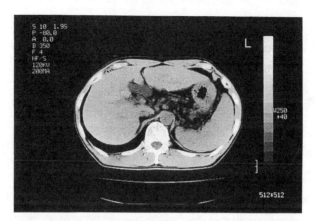

사진4. 대단히 깨끗하고 납작한 모양을 보이고 있으며. 종양의 음영은 전
혀 보이지 않는다

고찰과 결론

나의 치료방법은 화학약품과는 달리 속효성(速效性)이 없으므로 치
료 후 수개월 동안은 효과가 나타나지 않는 증례도 상당히 있었다.
그러나 1994년 5월에는 복부 CT촬영으로 분명히 존재했던 간종양이
약 1년이 경과하자 거의 소멸하였고 한때 상승을 거듭하던 종양 마
커 역시 감소되어 BG-104가 현저한 효과를 보인 증례라고 할 수
있다.[42]

---

42) 간암진단을 하였던 복부 CT를 오사카 덴노오지 경찰병원에서 빌려서 게재할 예정
   이었으나, 사정에 의하여 게재하지 못하게 되어 독자 여러분에게 간암진단의 신빙
   성을 명백히 하기 위하여 병원명을 실명화하였다.

증례 3

M·N씨 (47세·여성·유방암)

유방암 절제, 재발로 전신에 전이한 암이 호전됨

증세와 소견

14년 전에 오른쪽 유방에 암이 발생, 모 현립(縣立)암센타에서 소속(所屬)림프선, 전흉근(前胸筋)을 함께 절제하였다. 그 후 화학요법도 쓰지 않고 순조로웠는데 7년 전에 늑골전이(肋骨轉移)가 생기고 4년 전에 늑막, 3년 반 전에는 복막, 8개월 전에는 난소에 점차 재연전이(再燃轉移)를 거듭하였고, 그때마다 많은 항암제 주사와 내복약을 복용하면서 전이소를 억제하여 왔다. 그러나 복막전이(腹膜轉移) 후로는 약 2개월에 한번씩 복수를 빼고 항암제를 거듭 투여한 탓에 발열(發熱)·탈모·구토·식욕부진·쇄잔현상이 현저하여(체중 54→36킬로그램), 나의 병원에 오기 8개월 전의 난소 절제 이후부터는 되풀이하여 사용하는 항암제 부작용에 견딜 수 없어 화학요법을 거부할 즈음, 4개월 전 좌하폐야(左下肺野)와 오른쪽 폐에까지 전이(사진 5)되었음이 판명되어 1993년 7월 내원하였다. 이때 해소와 객담에 극도로 쇠약하여 1일 BG-104 16그램 4회분과, 저분자항산화제 18그램 3회분의 복용을 시작하고 성분요요법에 원적외선 치료도 병용하였다.

임상경과

2개월 후에는 해소·객담이 가벼워졌고 사진 6과 같이 X선 촬영에서 종양음영 소멸을 확인하였고, CA15-3 등의 마커 역시 정상으로 유지. 경쾌하게 퇴원 후, 1년 반이 경과되었으나 재발의 징조 없이 가정주부일을 보고 있다.

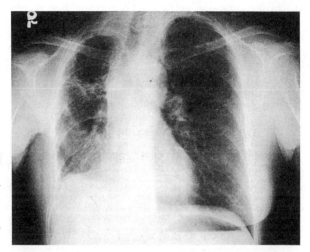

사진 5.
오른쪽 폐의 아래 전체(하폐야―중폐야)와 위쪽(상폐야의 하부에서 우측에 걸쳐) 전이한 암의 흰 음영이 보인다.

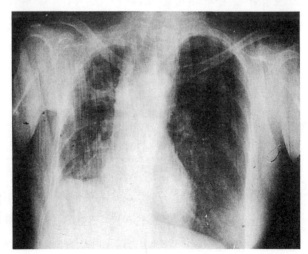

사진 6.
오른쪽 폐의 밑과 오른쪽 폐의 위의 그림자가 축소하고, 엷게 되어 있다.

고찰과 결론

부작용이 강한 항암제에는 저항하면서 거의 전신의 장기에 전이재연(轉移再燃)을 거듭하고 있어 항암제의 부작용으로 체력의 한계에 달하고 있었음에도 불구하고, 이를 중단하고 치유된 환자이며, 현대 서양의학의 힘(항암제·방사선요법)으로서는 생각할 수 없는 일이다.
BG-104를 포함하여 나의 치료법이 현저한 효과를 올린 증례라고 할
수 있다.

증례 4 T·T씨(69세, 여성, 유방암)
11개월 후에 악성종양과 괴양면이 완전 소멸

증세와 소견

1977년의 12월, 유방암으로 겨드랑이 림프절, 전흉근(前胸筋)까지
도 포함한 오른쪽 유방을 절제하고 방사선요법·항암제 치료를 하였
다. 12년 후인 1988년에 오른쪽 유방을 절제한 후, 사진 7과 같이
종양이 재발하여 사진 8·9와 같은 병리조직상이 나타나므로서 악성
종양세포임이 증명되었다.

임상 경과

항암제인 5FU의 외용약 등에 의한 치료를 하였으나 점차 악화되
었으므로 BG-104 16그램을 내복, 5개월 후에는 사진 10과 같이 종
양 궤양부의 축소를 알 수 있었고 높은 수치를 보이고 있던 IAP도
저하되고(표 5), 11개월 후에는 사진 11과 같이 종양과 궤양면은 완전
히 소멸 폐쇄되었음이 확인되었다. 병리조직상(像)에서도 BG-104를
내복한 지 5개월 후에는 사진 12와 같이 악성종양세포가 소멸되었다.
치유 후 4년이 경과한 현재 재발할 징조 없고, 경과 양호하다.

고찰과 결론

유방암에는 전반적으로 BG-104가 유효한 데, 이와 같이 재발하고

항암제에 저항하는 유방암에도 BG-104는 탁월한 효과를 보이는 경우가 많다.

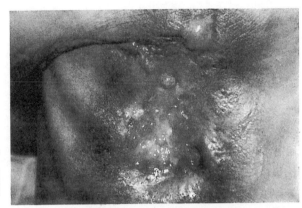

사진 7.
유방암 재발, BG-104를 내복하기 전. 심한 궤양면이 보인다.

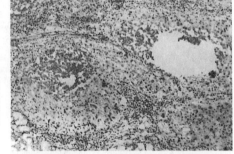

사진 8.
1976년 절제수술할 때의 병리조직 소견 : 종양 속에는 미소한 결절이 연결되어 있고, 결절의 중심부가 괴사하여 그 주변부에 마디 모양의 선관(腺管)증식이 보인다. Papillotu bular Cartioma 진단.

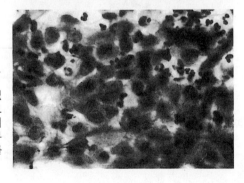

사진 9.
1991년 재발한 후의 세포 진찰 : 종양세포는 종이 상태로 나타나 있는데, 일반적으로 그 핵은 둥근 모양이며 염색질이 늘어나 크기가 비슷하며, C/N비(比)가 크다. 일부 세포에 또렷하고 커다란 핵소체를 볼 수 있다.

표 5. BG-104투여 후의 재발유암환자(69세, 여성)의 임상경과

1976	1988	1991.4.	7.	8.	9.	10.	11.	1992.4	6.
오른쪽 유방 절제 방사선요법 항암제요법을 행함	수술 후 재발 재수술	5. FU(항암제) 용(外用)	외 BG-104투여						

악화

피부궤양
IAP(μg/㎖)
피부생검

| 657 | | 1628 | 1314 | 447 | 327 | | 323 | | 365 | 323 |

암세포(++)   암세포(-)

IAP : immunosuppressive acidic protine

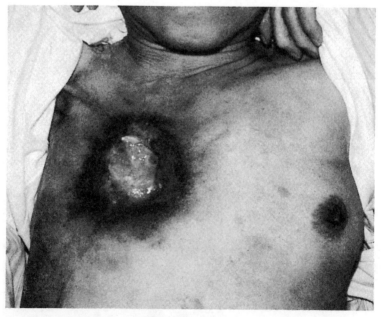

사진 10. BG-104 내복 5개월 후 : 축소된 궤양면이 보인다

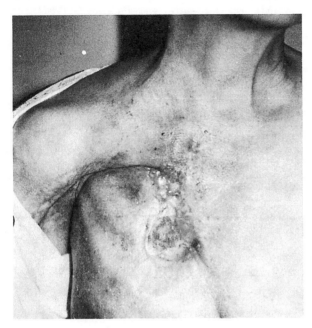

사진 11.
사진 10 상태에서
BG-104 내복
6개월 후 궤양이
소실, 치유되었다.

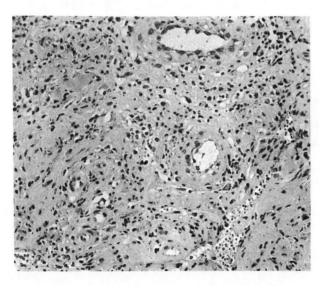

사진 12.
1991년   12월.
BG-104 투여 5
개월 후 : 전반적
으로 표면은 문드
러지고, 간질결합
직(間質結合織)이
늘어나고, 림프구,
형질세포를   주로
하는 염증세포침
윤이 보인다. 일부
에는 모양이 변해
서 생긴 이형세포
가 보이나 살아 있
는 악성종양세포
는 보이지 않는다.

증례 5
T·N씨(56세, 남성, 전립선암·고환 및 좌대퇴골 전이)
4개월 치료로 빈뇨, 자각증상이 소멸

증세와 소견

1992년 7월, 빈뇨(頻尿)와 왼쪽다리의 통증으로 모 병원에서 진료를 받았다. 니가타현(新潟縣) 모관공립병원에서 전립선암이 좌대퇴(左大腿), 고환으로 전이했다라는 진단을 받고 같은 해 8월에 전립선과 고환 제거 수술을 하였다. 1995년 2월 내원, 빈뇨와 보행 곤란이 심하였고 전립선의 마커인 PAP 10.0(정상치 3.0 이하), PA 68.5(정상치 2.2 이하)로 높은 수치를 보였다. BG-104 1일 16그램 4회분, 저분자항산화제 18그램 3회분을 투여하면서 외래치료를 하게 하였다.

임상 경과

그 다음 달부터는 PAP 1.9로 정상화되고, PA 45로 감소하였다. 빈뇨와 보행곤란도 서서히 경감되었고 6월에는 종양 마커의 저하와 더불어 자각증상이 거의 소멸되었다.

고찰과 결론

BG-104는 화학약품이 아닌 천연의 제암제(制癌劑)이지만 이와 같이 단기간에 현저한 효력을 보이는 경우도 있다.

증례 6	K·S씨(43세·남성·위암 말기, 췌장과 담낭으로 전이)

말기위암이 5개월로 사회복귀까지 할 수 있을 정도로 회복

증세와 소견

1994년 8월부터 식사 섭취가 격감하고 체중 감소가 현저하여 가나자와 시(金澤市)의 모 병원에서 위암과 간장을 제외한 주변장기 및 림프절에 전이되었음을 지적받았다. 동년 11월에 내원하였을 때에는 마커의 상승보다도 몸 전체가 현저하게 말라서 몹시 쇠약해 있었으며, 윌효 림프절 전이도 보여 말기암 증상을 보이고 있었다. 가정 사정으로 입원이 불가능하여 BG-104 1일 16그램 4회분, 저분자항산화제 18그램 3회분을 투여하면서 외래치료를 하였다.

임상 경과

마커는 상승하지 않고 점차 식욕이 향상되고 체중도 증가하여 1995년 4월에는 전신쇠약이 회복되어 사회생활 복귀가 가능하게 되었다.

고찰과 결론

BG-104는 일반적으로 40세 이상의 말기 위암에도 상당한 효과를 보이고 있으며, 비록 결과적으로 죽음에 이른다 하더라도 거의 대부분의 환자들은 식사섭취량이 증가하면서 기운을 회복하였다. 이 증례는 사회복귀까지 가능하게 한 BG-104의 탁월한 효과를 보여준 증례이다.

182

증례 7 M·O씨 (67세, 남성, 직장암 간전이 합병)
전이되었던 간암이 3개월 반 후에 소멸

증세와 소견

1993년 1월경부터 혈변(血便)이 보이고 모 대학병원에서 직장암으로 진단, 동년 8월에 대장암을 절제하였으나 간전이(肝轉移)도 발견되었다. 항암제의 치료에 저항이 생기고 전신쇠약이 심하여 1994년 6월 항암제 치료를 거부하고 자연회귀 치료법을 찾아 우리 병원에 왔다. 이때에는 안색이 좋지 않고, 전신이 마르고 현저하게 쇠약해 있었다. 1일 BG-104 16그램 4회분, 저분자항산화제 18그램 3회분을 처방투여하고 입원을 권하였으나 가정 사정으로 외래 치료를 하였다.

임상 경과

치료 후 서서히 쇠약상태가 좋아지고 안색을 회복, 1994년 11월에는 거의 건강체로 회복하였고 모 대학병원 제2외과의 복부 CT촬영에서도 3개월 전에 볼 수 있었던 간전이종양(肝轉移腫瘍)이 소멸하였다고 판정받았다. 통원치료를 받다가 1995년 4월에는 거의 완치되어 사회복귀를 하기에 이르렀다.

고찰과 결론

현대 서양의학에 의한 치료에서도 직장암은 수술하면 상당히 높은 완치율을 보이고 사회복귀가 가능하나, 간전이(肝轉移)된 케이스는 그 후의 결과가 매우 나빠서 거의 절망적인 것이 상식인데 이 환자는 외래치료를 하였음에도 불구하고 3개월 반으로 전이되었던 간장의 종양이 소멸되고 8개월 후에는 사회복귀를 하였다. 이것은 BG-104의 탁월한 효과에 의한 것이다.

| 증례 8 | Y·M씨 (58세·여성·유방암)
전이한 말기암이 호전, 2년 동안 재발이나 악화되지 않음 |

증세와 소견

1978년 왼쪽 유방에 암이 발생. 동경의 모 국립병원에서 소속(所屬)림프절까지 함께 절제하였다. 그 후 항암제를 5년 동안 점적(點滴)하면서 내복하다가 치료를 중단하였다. 5년 동안은 변화가 없었으나 절제한 자리가 뭉그러져 터지기 시작하면서 오른쪽 유방에서도 종양이 발생하였다. 원래 암이 발생하였던 왼쪽 유방에서 암성피부궤암(癌性皮膚潰癌)이 점차 퍼지면서 침윤(浸潤)·전이(轉移)가 확대되어 오른쪽에도 왔으나 오른쪽 유방의 적출수술(摘出手術)은 불가능하였으며, 사진 13과 같이 우측 아래에서 등(背部)까지 암의 궤양·침윤·확대가 계속되어 두꺼운 괴사(壞死) 부패취(腐敗臭)가 있었다.

아드리아마이신의 정맥주입(靜脈注入), 타모키시펜·테가푸르의 내복약을 1년 동안 연속하여 투여하였으나 저항이 심하여 악화하였으므로 항암제를 중지하였다. 한방생약 치료를 하였으나, 1990년 여름 빈혈증상이 높아지고 요통, 배부통(背部痛)에 호흡곤란, 왼팔에 종창이 나타났다. 다른 공립병원에서 수혈을 받으면서 항암제와 스테로이드를 포함한 말기 치료(Terminal Care)를 받았다. 그 후 골(骨)신티레이숀으로 요추골반(腰椎骨盤), 흉골(胸骨), 흉막(胸膜)에 전이되었음을 알고 당원에 내원하기에 이르렀다. 항암제·스테로이드를 점차 줄여 가다가 끝내 중지한 다음 BG-104 16그램 4회 내복으로 전환하였다.

임상 경과

1개월 후부터 호흡곤란·부종·요통·배부통도 감소하기 시작하였고

사진 14에서 보듯이, 2개월 후에는 피부의 침습범위(浸襲範圍)가 좁아
지면서 정상육아조직(正常肉芽組織)의 재생이 보였고, 괴암면(潰癌面)
의 악취도 사라졌다. 표 6에서 볼 수 있듯이 CA15-3와 IAP의 마커
를 비롯하여 LDH, CD4/CD8도 호전(好轉), 골(骨)신티레이숀에서
는 재발 악화 당시의 사진과 비교하였을 때, 1년 경과 후에는 사진
15·16처럼 주요 환부는 감소경향을 보였다. 이후 2년 동안 경과를
세밀히 관찰하였으나 재연 악화는 없었다.

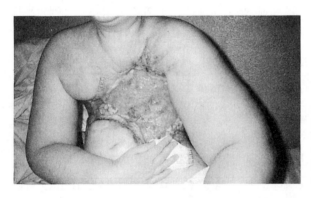

사진 13.
BG-104 내복 직
전의 피부궤암 침
윤병소. 두껍고 더
러운, 넓게 퍼진 괴
사층이 보인다.

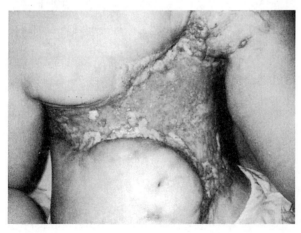

사진 14.
BG-104 내복한
지 2개월된 때로
서, 궤양면이 광
범위하게 남아 있
기는 하나 깨끗하
게 되어 괴사층이
소실되었다.

표 6. 말기 유방암 환자(58세·여성)에게 투여한 BG-104의 영향

	1990年 2/4	4/1	4/22	5/1	5/7	5/24	5/31	6/11	7/11	8/12	9/25
OKT4	36.2	40.2									
OKT8	49.9	45.7									
OKT4/8	0.72	0.88									
IAP(μg/mℓ)	630	550			640			310	250	370	230
CAI 5-3(U/mℓ)	48	39			31			33	27	25	21
LDH(IU/l)	398	288	349					188	245	165	160
CRP정량치(mm)	3.5	〈0.3		〈0.3		0.4	0.3	〈0.3	〈0.3	0.6	0.4
백혈구수(×100)	125	93	114	96	103	68	87	59	63	76	77
혈침											
1시간(mm)	38	8		5				13	20	24	22
2시간(mm)	74	17		12				30	47	50	46

OKT4/8 : 림프구의 암에 대한 면역능(免疫能)의 지표로 사용된다.
IAP, CAI 5-3 : 마커(marker)라고 하여, 유방암이 악화되면 상승한다.
LDH : 일반적으로 암이 악화하면 상승.
CRP, 백혈구수, 혈침 : 염증반응을 나타낸다.

사진 골전이를 나타낸 골(骨)신티레이션 소견

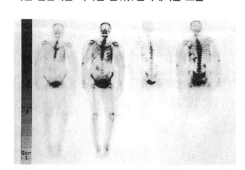

사진 15.
BG-104 내복 직전

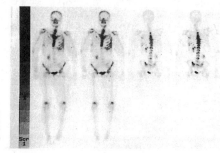

사진 16.
BG-104 내복 1년 후 근원
환부는 나빠지지 않고 오히려
줄어들고 있다.

증례 9 | K·S씨 (53세, 남성, 직장암·위암·폐암 등의 동시암)
세 종류의 암이 2개월 입원과, 8개월 자택 요양으로 회복

증세와 소견

1993년 2월, 직장암에 더하여 전이암이 아닌 원발생(原發生)의 위암·폐암이 동시에 발생하였다. 모 국립대학병원에서 항암제의 치료를 받았으나 호전 되지 않아 1995년 5월 나의 치료를 받고자 찾아 왔다. 사진 17에서 보듯이, 흉부 X선에서도 폐암을 알 수 있었고, 식욕부진 구토감이 심하여 1개월 후 도사시미즈병원에 입원, 1일 BG-104 16 그램 4회분, 저분자항산화제 18그램 3회분을 투여하고 강간제(强肝劑)의 주사에 성분요요법과 원적외선요법을 병용하였다.

임상 경과

가정 사정에 의하여 2개월여 만에 퇴원하고 그 후는 BG-104와 저분자항산화제의 내복을 자택에서 계속하였다. 1995년 3월에는 체력이 회복되고 흉부X선 소견도 좋아졌고(사진 18), 각종 마커 역시 정상화되어 사회복귀가 가능하게 되었다.

고찰과 결론

3가지의 암이 연발적으로 동시에 발생하는 일은 대단히 드문 일이며, 더욱이 1년 이상이나 항암제에 저항하다가 내원하였기 때문에 처음에는 치료 후의 경과가 나쁠 것으로 예측되었으나, 결과는 BG-104나 성분요요법을 포함한 나의 치료법이 현저한 효력을 보였다.

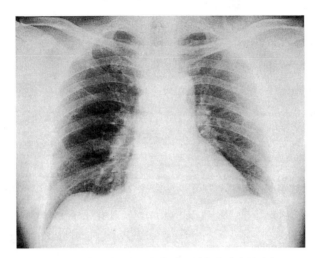

사진 17. 양폐문부(兩肺門部)에 희고 짙은 음영이 보인다.

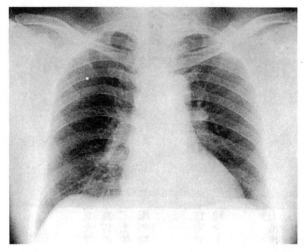

사진 18. 양폐문부, 특히 좌폐문부의 음영이 축소되어 있다.

증례 10　K·K씨 (36세, 남성, 폐암)
4개월 입원으로 해소·객담·혈담이 거의 소멸

증세와 소견

　1987년부터 우중폐야(右中肺野)에서 하폐야(下肺野)까지에 이상음
영을 확인하고 그 후 모대학병원에서 정밀검사를 하였으나 암세포는
검출되지 않았다. 정기적으로 대학병원의 검사를 받다가 1994년 4월
검사에서 암세포[腺癌]가 검출 확인되어 내원하였다. 객담·혈담 등이
보였고, 사진 19에서 보듯이, 우중~하폐야에 걸쳐 커다란 미만성(瀰
慢性)의 딱딱한 폐암 음영이 3개나 확인되었으며 왼쪽 폐에도 암으로
생각되는 이상음영이 인지되었다. 즉시 입원시켜 1일 BG-104 16그
램 4회분 저분자항산화제 27그램 3회분의 내복약과 성분요요법·원적
외선 및 샌드 배스의 입욕요법을 시행하였다.

임상 경과

　약 4개월의 입원가료로 해소·객담·혈담은 거의 없어졌고 CEA·
IAP·TPA 등의 마커는 상승하지 않았고 사진 20에서 보듯이, 퇴원할
때의 흉부X선 사진에서는 오른쪽 폐에는 커다란 음영이 남아 있었
으나, 초진 때, 왼쪽 폐에 보이던 음영은 축소되어 있었다. 퇴원 후
에도 반년 이상 BG-104와 저분자항산화제의 내복을 계속하고 있으
며 해소·객담·혈담은 더 이상 나빠지지 않고 있으며, 또한 흉부 엑스
선 사진에서나 마커의 상승은 안 보이고 있다.

고찰과 결론

　이 환자가 내원하였을 때 지니고 있던 거대한 음영의 폐암은 일반
적으로 악화 일로를 달리면서 1년도 안 가서 사망하는 케이스가 많

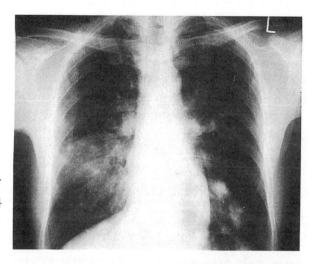

사진 19.
우하폐야에 짙고
대단히 큰 음영과
좌폐하에도 짙고
딱딱한 그림자가
2~3개 보인다.

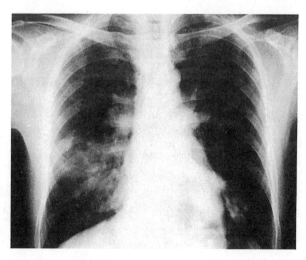

사진 20.
우하폐에 커다란
그림자가 남아 있
으나 좌하폐의 음
영은 축소, 감소
되어 있다.

은데, 이 환자는 나의 자연회귀의 치료법으로 자각증상이 경감 또는 거의 없어졌다. 흉부 엑스선 사진의 소견으로도 다시 악화되지 않고, 마커 역시 상승하지 않으면서 거의 1년을 경과하고 있다. 이것 역시 나의 치료법이 유효하였다는 증례라고 할 수 있다.

190

증례 11 Y·K 씨 (23세, 여성, 갑상선암 수술 후 폐로 전이)
남은 생명이 몇 개월뿐이었던 폐암이 2년 치료로 회복

증세와 소견

13세 되던 봄부터 갑상선에 이상이 있었다. 그 후, 3회의 수술을 받았고 15세 때에는 이미 갑상선암의 진단을 받고 폐에 전이가 확인되었다. 내원하였을 때, 호흡곤란이 심하였고 사진 21과 같이 양폐야(兩肺野)에 약 5분의 4 정도의 미만성(瀰慢性) 폐암의 짙은 음영을 볼 수 있었다.

오른쪽 목 부분의 림프절 종창이 뚜렷하였고 호흡곤란으로 기관지 절개를 하여, 인공 파이프를 후두에 장착하였다. 1일 BG-104 16그램 4회분 저분자항산화제 27그램 3회분을 내복시켰다. 본인의 생활 여건을 생각해서 입원을 하지 않고 외래 치료로 경과를 관찰해 왔다.

임상 경과

환자는 거의 매월 내원하여 검사를 받았고, 흉부 엑스선 사진도 촬영하였다. 상승하고 있던 마커 SLX나 CEA도 고정. 1년 후에는 약간 감소하였고, 2년 후인 1995년 5월의 흉부X선 사진에서는 사진 22에서 볼 수 있듯이, 2년 전에 내원하였을 때의 흉부X선 사진과 거의 변화가 없었고, 경부림프절 종창도 거의 소멸하였으며 호흡곤란과 숨이 찬 것도 안정시에는 없었고, 작업할 때 약간 숨이 찬 정도로 호전되었다. 현재 잔업·야근은 하지 않으나 사무직에 복귀하여 일상 생활을 하고 있다.

고찰과 결론

2년 전에 내원하였을 때에는 경부림프절 종창과 호흡곤란, 흉부X

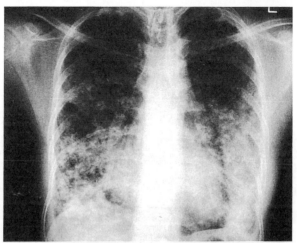

사진 21.
양쪽 폐 모두, 상
폐(上肺)에 전체
의 약 5분의 1에
불과한 정상적인
폐가 남아 있을
뿐이다.

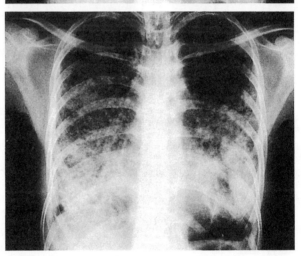

사진 22.
사진 21과 별다
른 변화가 없음.

선 사진에서도 전폐야(全肺野)에서 정상적 호흡 면적을 상실하고 있어
의학상식으로는 남은 생명이 몇 개월로 판단되었다. BG-104를 내복한
결과, 숨이 찬 것, 치아노제, 호흡곤란, 림프절 종창 등이 경감되었고,
흉부 X선 사진에서도 악화 증상이 보이지 않았다. 사회생활을 계속할
수 있다는 것은 BG-104의 현저한 효력에 의한 것으로 생각된다.

증례 12 M·Y씨 (63세. 남성, C형 간염·간암)
10개월로 간암이 완전 소멸

증상과 소견

1982년부터 C형 간염. 자각증상은 없었으나 3년 전에 간경변이라고 지적 받았다. 본원 내원 1개월 전에 모 현립암센타에서 간우엽(肝右葉)에 약 6×7센티미터의 종양이 복부 CT촬영으로 확인되어, 니와요법을 받고자 입원. GOT·GPT는 70~150, 쿤켈반응 19~23단위, 4형코라겐 7.3~10μg/ml로서, 입원한 1993년 11월부터 퇴원한 1994년 1월까지 현저한 변화 없이 간암의 마커 AFP는 80~150μg/ml 사이를 오르내리고 있었다. 1일 BG-104 16그램 4회분, 저분자 항산화제 27그램 3회분, 비타민제를 포함한 강간제(强肝劑)를 점적하다가 성분요요법을 시행하였다.

임상 경과

퇴원할 때, 복부 CT촬영에 의한 확인은 하지 않았으나, 퇴원 반년 후 본원 내원 전에 진료받던 모 현립암센타에서 2주간 입원 정밀검사를 받은 결과, 간암의 완전 소멸이 확인되었다.

고찰과 결론

모 현립암센타에서 간암이 확인된 지 겨우 10개월 후에 2주간에 걸친 정밀검사 결과, 간암의 완전 소멸이 확인되었음은 BG-104를 포함한 니와요법이 탁월한 효과를 보인 증례라고 할 수 있다. 앞의 증례 2나 본 증례에서 보듯이 BG-104를 포함한 니와요법은 바이러스성 간암에 대단히 효과가 있고, 또 이와 같이 간암의 소멸 환자는 말할 것도 없고, CT촬영으로 간암이 지속되는 증례에서도 남은 생명

몇 개월이라는 간암 환자가 니와요법으로 여러 해 동안 건강하게 연명하고 있는 예는 적지 않다.

증례 13 O·T씨 (52세, 남성, C형 간염·간경변·간암)
토혈, 하혈, 정맥류, 복수가 없어지고 회사 근무

증상과 소견

1991년부터 C형 간염·간경변·간암의 진단을 받고 간암적출수술(摘出手術)을 한 번 받았으며, 식도정맥류(食道靜脈瘤)의 경화요법(硬化療法)을 4회 받은 터라, 이 이상 경화요법은 할 수 없다는 선고를 받았다. 토혈(吐血)·하혈이 계속되고 안색불량·노장(怒張)한 식도정맥류가 다수 보였으며, 복수도 있었다. 검사소견으로는 4형코라겐 12~15µg/mℓ, LDH 810 IU/ℓ. 1일 BG-104 16그램 4회분, 저분자항산화제 27그램 3회분을 투여하고 경과를 관찰하였다.

임상 경과

SOD 작용식품과 BG-104가 현저한 효과를 보여, LDH는 급속히 저하 정상화되었고 토혈·하혈은 물론 복수도 소멸하고, 현재 2년 반을 경과하고 있으나 건강한 사람과 다름없이 회사 근무중이다.

고찰과 결론

이 환자는 우리 병원의 복부 CT촬영에서 간암이 확인되지는 않았으나, LDH가 높고 간암 특유의 안색불량이 심하여, 이 이상의 경화요법(硬化療法)은 할 수 없을 정도로 간경변이 악화하고 있었다. 식도정맥류도 빈발했으나, 나의 치료법으로서 극적으로 개선되어 복수가 소멸되고 안색도 좋아졌으며, 빈발하던 정맥류(靜脈瘤)의 재발도 없었다. 이것은 BG-104가 현저한 효과를 보인 증례라고 할 수 있다.

증례 14　R·Y군 (5세, 남성, 횡문근육종)
항암제로 전신이 엉망. 니와요법을 받고 학교에 가게 되었다.

증세와 소견

1993년 12월 모 대학병원 소아과와 비뇨기과에서 방광 후방의 횡문근육종(橫紋筋肉腫) 진단을 받고, 약 8개월 항암제의 연속치료를 받았으며, 다음해에 나의 병원에 왔다. 지참한 대학병원의 치료 차트를 자세히 검토한 결과, 재발시에는 LDH가 3000 IU/ℓ를 초과하고 있었으며 인터페론을 비롯한 여러 가지 항암제를 사용한 결과, 복통 등이 반복되었고, 내원시에는 경부림프절의 종창이 만져진 것 외에, 작년 12월에 지름 5센티미터의 종양이 3센티미터로 축소. LDH도 정상치를 약간 초과하는 500 IU/ℓ정도였으나, 반복된 항암제 치료로 말미암아 안색불량이 심하였고, 모발의 탈락, 전신의 쇠약이 현저했을 뿐 아니라, 항암제에 의한 신장 기능의 저하 및 백혈구 감소(2천 이하)를 보이고 있었다.

대학병원에서는 재차 육종(肉腫)이 더 나빠지는 경향이 있었으므로 골수이식과 새로운 강력한 항암제의 투여를 권하였으므로 가족은 진료받을 것을 겸하여 상담차 나의 병원에 왔다. 나는 가족에게 "우선 골수이식을 하고자 하면 무균실(無菌室)에 넣어야 하고, 완전소독으로 개도 먹지 않을 나쁜 식사를 하여야 하고, 면회사절에다가 새로운 항암제를 마치 원자폭탄처럼 투여하여 전신의 정상 세포를 제로로 바꿔놓지 않고서는 이식은 성공하지 않습니다.

지금 신장과 백혈구가 항암제로 타격받아 마치 죽은 사람의 얼굴을 하고 있으면서 여기에 다시 항암제를 사용하겠다는 것입니까. 가령, 골수이식으로 성공[生着]한다 해도 이식한 골수가 계속해서 살아가기 위해서는 반영구적으로 강한 항암제와 더불어 유사 사이클로스폴린, 부작용이 아주 강한 스테로이드를 사용하지 않으면 안 되고 병원에 왔을 때 이미 자제분은 8개월 동안 사용한 항암제로 인해서 신장이 손상되었고 백혈구가 저하하여 안색불량으로 마치 묘지 속에서 나온 사람과 같은 얼굴을 하고 있지 않았습니까?

골수이식을 하고 이 이상 항암제를 계속하고 설사 몇 년을 연명한다고 하더라도, 이미 살아 있는 송장입니다. 나의 치료로도 물론 사망하는 사람이 많으나, 이제 적당한 선에서 항암제를 포기하고 나의 치료법으로 바꿔보는 것이 자제분을 위하는 길입니다"라고 간곡히 설득하였다(제6장 말미의 환자에게 주는 치료에 관한 설명을 보십시오).

또 이 환자의 양친은 대학병원 주치의에게 내가 골수이식을 말라고 하더라는 말을 전한 탓에 그 주치의는 나에게 왜 골수이식을 중지시키느냐고 문의하였다.

나는 "선생님의 치료기록 사본을 보았는데, 이제 이 아이는 항암제의 부작용이 한계에 와 있다"는 말과 아울러 이 아이의 양친을 설득하던 내용과 같은 이야기로 설명하였더니 겨우 동의해 주었다.

성의를 다한 나의 설득에 감명받은 양친은 골수이식 항암제의 사용을 포기하고 니와요법으로 치료할 것을 결심하다. 그리하여 나는 BG-104 8그램 4회분, 저분자항산화제 18그램 3회분을 투여하면서 경과를 보기로 하였다.

임상 경과
이만큼이나 항암제를 사용하다가 중지한 환자는 빠른 속도로 암이나 육종이 재발하는 것을 많이 경험한 나는 치료가 혹시 최악의 사태를 초래할 수도 있을 것이라는 점을 충분히 예측하고 있었으나, 다행히도 인터페론·항암제를 중지하였음에도 불구하고 2개월 후에는 LDH가 정상화되고 항암제로 인해서 저하되어 있던 신장기능도 회복하기 시작하였고, 육종 역시 증대 경향을 보이지 않았다. 다시 2개월 후의 검사에서는 저하하고 있던 백혈구도 상승하기 시작하였다.

동시에 흑빛 안색도 정상 안색으로 돌아왔고, 1995년 4월에는 체념하고 있던 유치원에도 취학시키게 되어, 온 가족은 감사를 진심으로 표하여 주었다. 또한 현재도 육종의 바로메타인 LDH 수치가 상승하지 않고 있으며 따라서 종양도 증대하지 않아 좋은 경과를 유지하고 있다.

고찰과 결론

경과란에서 약간 언급했듯이 다량의 방사선이나 항암제를 사용하다가 나의 치료법으로 전환했을 때에는 1~2개월 이내에 급속한 속도로 암이 악화되는 경우가 많다는 점과 이 환자의 큰 약점은 암이 아니라, 암보다도 몇 배나 힘이 강하고 악화속도 역시 빠른 육종이었으므로 환자의 양친을 설득함에 있어서, 살려줘야겠다는 생각보다는 이 이상 가여운 이 어린이를 무서운 항암제의 무서운 고통을 받지 않게 해주어야겠다는 생각이 더 강하게 작용하였다.

그러나 치료 개시 2개월 후의 진찰에서는 육종이 악화되기는커녕, 아주 경과가 양호하여 항암제의 부작용도 사라졌고 육종변화(肉腫變化)의 바로메타인 LDH도 정상화하여 단념하고 있던 유치원에 입학도 하게 되었다는 사실은, 이 환자에게는 BG-104와 저분자항산화제가 특효를 보인 가장 대표적인 예라고 하겠다.

증례 15 T·Y씨 (52세, 여성, 유방암·두개골 전이)
골암 전이소의 증대가 멈추다

증상과 소견

1990년 7월 유방암 발생, 절제하였으나 1992년 11월에 두개골 전이를 선고받았고, 골(骨)전이가 항암제에 저항함으로써 더 악화하여 1993년 11월 우리 병원에 왔다. 유방암의 마커 CA15-3 66.8U/㎖ (정상치 22이하), LDH 834. 종래의 항암제를 중지하고 1일 BG-104 16그램 4회분, 저분자항산화제 27그램 3회분을 계속 투여하였다.

임상 경과

폐에는 전이가 없었으므로 치료효과를 마커의 혈액검사 추적으로 평가하기로 하고, 약 1년 반 경과하고도 CA15-3은 거의 동일치를 유지, LDH는 500~700을 유지하고 두개골의 전이소 역시 증대하지 않는 것이 확인되었다.

고찰과 결론

유방암은 흔히 골전이를 일으킨다. 이러한 유방암은 항암제를 사용하여도 서서히 악화하는 것이 보통이나 이 환자는 항암제를 중지하고 니와요법으로 전환한 즉, 뼈의 전이소도 확대되지 않고 마커 역시 상승하지 않았다는 것은 그것이 암의 축소 소멸을 뜻하지는 않지만 어떻든 나의 치료법이 유효하였던 것이라고 생각된다.

증례 16	S·I씨 (56세, 남성, 간장암) 복수가 없어지고 사회에 복귀하였다

증상과 소견

1990년부터 γ-GTP만의 수치가 높고 지방간으로 지적되어 왔으며 현립 니시노미야(西宮) 병원에서 3년 반 전에 복부 CT촬영으로 간장암 진단을 받았다. 매년 두 번씩 종양 부분을 적출하고 TAE(항암제를 암부분에 주입하는 간동맥색전(肝動脈塞栓)수술)을 하였으나 복수가 계속 있어 경과가 나빴다. 우리 병원에 왔을 때의 소견은 안색 지극히 불량, 몹시 쇠약해 있었으며 복수도 양성. 1일 BG-104 16그램 4회분, 저분자항산화제 27그램 3회분을 계속 내복시켰다.

임상 경과

2개월 후 수척된 몸이 회복되고 복수도 감소하기 시작하였으며, 약 8개월 후에는 이뇨제를 중지하여도 복수가 소멸되고, 안색도 회복되어 완전히 사회복귀하였다. 사진 23에서 보듯이, CT촬영 소견에서도 복수는 보이지 않고 간장암의 악화 소견이 없었다.

고찰과 결론

이 환자는 바이러스간염에 의한 간장암이 아니었지만, 두 번이나 개복수술과 TAE요법의 저항으로 복수가 더욱 나빠져 말기증상을 보였으나, 모든 서양의학의 치료를 중단하고, 나의 BG-104와 저분자항산화제만으로 복수가 완전 소멸하여 현저한 효과를 본 예이다.[43]

---

43) 간장암초진시의 복부 CT촬영 필름을 현립 니시노미야병원에서 차용하여 게재할 예정이었으나, 지진(地震)으로 말미암아 보관중인 CT사진을 찾지 못하여 게재하지 못하였음. 독자에게 간암진단에 관한 신빙성을 증명하고자 병원명을 실명화했다.

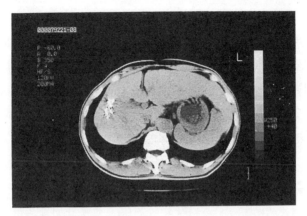

사진 23. 간동맥색전술 항암제 주입의 그림자가 폐우엽의 오른쪽에
보이나 그 이외의 폐장 전체에는 종양의 음영이 전혀 보이지 않는다.

증례 17
T·Y씨 (62세, 남성, 악성 림프종)
22개월로 악성 림프종이 완전 소멸

증상과 소견

1992년 10월부터 미열이 계속되고 모 대학병원에서 악성 림프종
의 진단을 받고 1993년 1월 내원하였을 때에는 오른쪽 목 부분에 달
걀 크기의 딱딱한 림프절 종창이 만져졌고 해소·객담이 심하였으며,
항암제에 의한 안색불량이 뚜렷하였고 흉부 X선 사진에서 우폐문부
와 좌폐첨(左肺尖) 우측에 미만성 음영을 볼 수 있었다. 종양 마커도
IAP 1055, 페리친 275로 높았다. 1일 BG-104 16그램 4회분, 저분
자항산화제 18그램 3회분을 매일 투여하였다.

임상 경과

2개월 후인 1993년 2월부터 급속히 마커가 저하, 정상화되기 시

작하였고, 동년 7월에는 경부림프절 종창도 작아졌으며, IAP 498 페리친 86.6이 되었다. 더욱이 동년 1월에는 안색이 회복되었고, 가끔 보이던 미열(微熱)도 사라졌으며 경부림프절 종창도 거의 소멸하고 마커는 더욱 감소하여 정상화되었고, 흉부의 이상음영도 감소 경향을 보였다. 1995년 3월에는 모든 마커가 정상화되었으며 발열도 없어져 경부림프절 종창이 완전 소멸되었다.

고찰과 결론

이 증례는 임상병상 및 다각적 소견(림프절 종창·마커 수치·흉부 X선 사진) 등이 니와요법으로 말미암아 급속히 개선되어 현저한 효과를 본 바에 이론의 여지가 없다.

증례 18 S·T씨 (61세, 남성, 위암)
복막, 간장전이암이 4개월 후인 현재, 소멸되다

증세와 소견

1993년 9월 위암수술을 받고 복막전이가 발견되었으며, 또 1994년에는 직경 1.5센티미터의 암이 간장에 전이된 것이 확인되었다. 이후 항암제의 사용을 계속하자, 안색이 아주 나빠졌고 식욕부진으로 1995년 3월 나의 병원에 왔다. 항암제를 중지하고 1일 BG-104 16그램 4회분, 저분자항산화제 18그램 3회분을 계속 투여하였다.

임상 경과

항암세를 중지하였는데도 암은 재연하지 않고 식욕까지 좋아져서 안색이 회복되었으며, 전이소도 확대되지 않았고 간장의 전이소는 거의 소멸하였으며, 마커 역시 상승하지 않아 경과가 매우 양호하였다.

고찰과 결론

위에서 복막·간장에까지 전이하여 항암제를 계속 투여받던 환자가 항암제를 중지하고 BG-104로 바꾸자 마커도 상승하지 않고 전이소까지 소멸한 사실은, BG-104가 현저한 효력을 보인 증거이다.

증례 19 S·S씨(55세, 여성, 유방암 수술 거부)
유방 절제수술 거부, 니와요법 2년 계속, 호전된 상태로 치유 중

증세와 소견

1991년 여름, 오른쪽 유방에 종창을 발견, 모 공립병원에서 유방암의 진단을 받고 즉시 수술을 권유받았으나 몸매 보존을 생각하여 수술을 거부하고 한방의 자연식품·물 요법·기공 등의 자연회귀의 치료법에 의존하여 오자, 서서히 종양이 증대되며 저절로 뭉그러져 터지기까지 하자 1992년 12월 병원에 왔다. 이때 이미 7×8센티미터의 크고 딱딱한 경결(硬結)의 종양과 그 끝에는 지름 1센티미터의 궤양이 있었으며, 궤양부에는 침출액(浸出液)이 조금 고여 있었다.

오른쪽 겨드랑이의 림프절에는 지름 약 2센티미터의 림프절 종류(전이소)가 3개 보였다. 소견으로는 흉부 엑스선 사진에서 전이는 보이지 않았으나, 모든 마커가 상승하고 CEA 91.4mg/ml(정상치 2.5이하), CA15-3, 68.0U/ml(정상치 22이하), TPA 749U/ℓ(정상치 110이하) 외에 LDH 551 IU/ℓ(정상치 450이하)였다. 1일 BG-104 16그램 4회분, 저분자항산화제 18그램 3회분을 계속 투여하고 환자의 뜻을 존중하여 수술을 하지 않고 경과를 보기로 하였다.

임상 경과

다음 해인 1993년 9월에는 높은 수치를 보이고 있던 마커는 모두 정상화로(CEA 0.7μg/㎖, CA15-3 9U/ℓ, TPA 29U/ℓ, LDH 330 IU/ℓ), 극적인 개선을 볼 수가 있었으며, 병소부(病巢部)의 궤양부가 건조하여 종양의 대폭적인 축소를 볼 수 있었으며, 오른쪽 겨드랑이 림프절도 극히 작은 종창을 남기고 있을 뿐이었다. 1995년 6월의 진찰에서는 계속하여 상기 마커나 LDH가 정상 범위에 머물고 있었으며, 계속하여 종양이 축소경향을 보이고 림프절 종창도 완전 소멸되었다.

고찰과 결론

미용상의 이유로 유방 절제를 거부하는 일로 말미암아 생명을 빼앗기는 경우가 많은데, BG-104는 이러한 환자라도 상당한 비율로 호전시키고 있다. 이 환자도 각종 마커나 LDH가 극적으로 정상화되고 병소부의 종류와 림프절의 종창이 개선되어 그것이 2년 이상이나 지속되고 있어, BG-104가 현저한 효력을 보인 것이다.

이미 설명했듯이, 목숨과 바꾸는 한이 있더라도 여성의 심볼인 유방을 보존하고자 하는 환자가 많아, 이 요구에 응하고자 하는 것이 바로 유방보존요법이다. 이러한 소망이 강하므로 집도의는 유방보존요법을 환자에게 소개하게 되는데, 그것은 수술 후에 뒤따를 방사선요법의 발암 위험성을 모르는 의사거나, 설사 그 사실을 알고 있다 하더라도 설명을 하지 않으므로 대부분의 환자가 위험한 이 유방보존요법을 택하게 된다. 이 수술은 장차, 발암 또는 재발의 위험성이 높다는 사실을 똑똑히 인식하고 하여야 하며 따라서 미용문제보다도 생명을 소중히 여기어(일반병원에서) 유방암 치료를 받을 경우, 특히 처음 발생한 원발유방암(原發乳房癌)의 경우에는 유방보존요법에 관심을 두지 말고 유방근치적출(乳房根治摘出)수술을 택하기를 권한다.

증례 20

S·N씨(49세, 남성, 폐암)

두 번의 수술 후, 재발한 폐암이 극적으로 좋아지다

증세와 소견

1990년 좌하폐야(左下肺野)에 폐암이 나타나 절제수술을 받았다. 1994년 7월 재발로 재수술. 같은 해 9월 나의 병원에서 진찰. 초진 때에는 심한 빈혈에다 안색이 불량했고, 몹시 쇠약해 있었다. 재수술 2개월 후, 사진 24처럼 좌하폐야에 띠 모양의 음영과 하단에 흉수(胸水)가 고여 있었으며 마커 역시 IAP가 114μg/ml(정상치 500이하)·페리친 522μg/ml(정상치 220이하) 외에 적침(赤沈) 1시간치 113밀리미터·2시간치 129밀리미터(정상치 공히 1~7밀리미터)로 이상항진(異常亢進). CRP 2.2mg/dl로 급성염증 증상을 보이고 있었다. 1일 BG-104 16그램 4회분, 저분자항산화제 27그램 3회분을 계속 내복시키면서 경과를 관찰하였다.

임상 경과

재발한 폐암이었으므로 경과가 나쁠 것이라고 각오는 하고 있었으나, 3개월 후인 1994년 12월에는 안색불량과 빈혈이 개선되었고 마커와 혈침이 극적으로 개선되었다. IAP가 386μg/ml, 페리친 42μg/ml·적침 1시간치 20밀리미터, 2시간치 42밀리미터, CRP 0.1mg/dl를 보였다. 다음해 2월의 검사 소견에서는 사진 25에서 보듯이, 좌하폐야의 음영이 보이지 않았고, 하단의 흉수도 거의 소멸하고 IAP가 261μg/ml, 페리친 8.0μg/ml, 적침 1시간치 14밀리미터·2시간치 30밀리미터로 극적인 개선 경향이 계속되었다. 1995년 7월에도 재발 악화의 징조가 전혀 보이지 않고 있다.

고찰과 결론

　재발한 폐암은 상식으로는 거의 연명 치유의 가망이 없으나, 이미 설명으로 알 수 있듯이 이 환자는 폐소견(肺所見), 마커 공히 BG-104에 의해서 극적으로 개선되어 니와요법의 현저한 효력을 실증하였다.

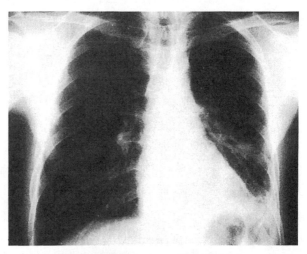

사진 24. 좌하폐야에 엷고 흰 띠 모양의 음영과 아래쪽에 흉수(胸水)가 고여 있는 것이 보인다.

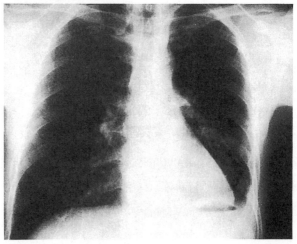

사진 25. 좌하폐의 대상음영은 소실하고 아래쪽의 흉수도 거의 보이지 않는다.

증례21 R·T씨 (61세, 여성, 유방암·폐에 전이)
수개월 만에 유방에서 폐로 전이한 암이 낫다

증세와 소견

1975부터 왼쪽 유방에 작은 경결 종창이 있어 많은 의료기관에서 진찰 받은 결과 유선증(乳腺症)이라고 진단하였다. 그런데 1994년 5월에 갑자기 악성화되었음을 지적받고 즉시 절제하였다. 근육·림프절에까지 전이되었으므로 대흉근(大胸筋) 림프절을 포함한 광범위한 절제수술을 한 다음 코발트방사(放射) 치료 17회를 받았다.

같은 해 8월 나의 병원에서 진찰, 만져서 알아보아서 림프절 전이는 확인되었으나 사진 26에서 보듯이, 좌우의 폐첨부에 걸친 전이소가 보였고, 종양 마커는 CEA 30.3μg/mℓ(정상치 2.5)·CA15-3 1190 U/mℓ(정상치 30)으로 이상고치(異常高値)를 보이고 LDH도 528로 약간 높았다. 항암제는 계속 내복시키면서 1일 BG-104 16그램 4회분, 저분자항산화제 27그램 3회분을 계속 투여하였다.

임상 경과

동년 10월의 혈액검사에서는 CEA 15. 1μg/mℓ, CA15-3 530 U/mℓ, 또한 1995년 1월의 검사에서는 CEA 401μg/mℓ, CA15-3 117U/mℓ, 5월의 검사에서는 CEA2.1μg/mℓ, CA15-3 40 U/mℓ, LDH 333 IU/ℓ로 극적으로 감소하여 정상화되었다. 또 1995년 5월의 X선 촬영에서는 사진 27에서 보듯이, 초진 때의 폐첨부의 음영이 완전히 소멸되었음을 확인하였다.

고찰과 결론

주변의 근육과 림프절 등에 광범위하게 침윤 전이하여 방사

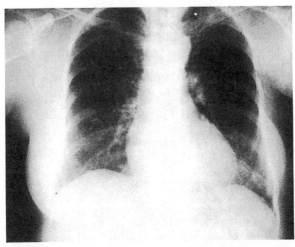

사진 26.
좌우 특히 좌측
폐첨부(肺尖部)에
전이된 암의 엷은
음영이 보인다.

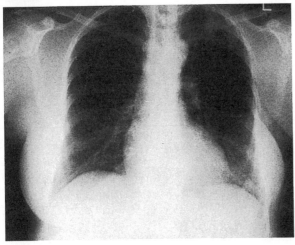

사진 27.
양폐 첨단부(尖端
部)의 음영이 소
실되었다.

선요법을 17회나 받았으나 이에 저항하면서 폐전이가 합병증으로 발생하였다. 유방암의 종양 마커가 매우 높던 환자가 겨우 수개월 만에 마커와 X선 사진이 정상화하였다는 사실은 BG-104의 효력을 뚜렷이 보여주는 예라고 할 수 있다. 증례 4에서도 설명했듯이, BG-104는 평균해서 유방암 환자에게 가장 효과가 있음을 보여 준 것이다

증례 22

Y·A씨 (56세, 여성, 유방암 수술 거부)
니와요법으로 암세포가 괴사, 외부에 유출시켜 절제함

증상과 소견

1992년에 왼쪽 유방암의 진단을 받고 수술을 권유받았으나 미용상의 이유로 이를 거부. 나의 병원을 찾았을 때에는 주먹만한 크기의 종류(腫瘤)가 있었고, 겨드랑이의 림프절에도 달걀 크기의 림프절 종창(전이)을 볼 수 있었으나 수술을 완강히 거부. 에스트로겐의 리셉타가 양성이었으므로 난소 적출술을 하는 동시에, BG-104 1일 16그램 4회분, 저분자항산화제 27그램 3회분을 계속 내복하게 하였다.

임상 경과

2개월 후의 진찰에서는 딱딱하던 종류(腫瘤)의 표면이 부드러워졌고, 겨드랑의 림프절의 종류도 작아지기 시작하였으며, 또 4개월째의 진찰에서는 림프절 종창은 거의 소멸되었고, 유방의 종류도 현저하게 부드러워지면서 약간 축소하기 시작하였다. 그로부터 다시 3개월 후의 진찰에서는 유방 종류의 선단부가 저절로 터지면서 암세포가 괴사한 부패물이 대량 흘러나와서 심한 악취를 내므로 환자도 견딜 수 없어 절제수술을 받기에 이르렀다. 그 후 4년 반이 경과되었으나 재발의 징조 없이 건강하게 사회생활을 하고 있다.

고찰과 결론

이 환자는 미용상의 이유로 유방암 수술을 거부한 대표적인 경우인데, 수술을 않고도 나의 BG-104로 이와 같이 경과가 좋은 예가 많은데 BG-104의 내복으로 암조직이 파괴되어 괴사하게 되면 부패물이 표면에 흘러나와 그 악취에 못 견디어 수술을 받는 예가 있다.

이 환자는 항암제를 원래 사용하지 않고 나의 BG-104와 항산화제만을 쓴 탓으로 그 효과가 그대로 나타난 가장 좋은 예이다. 그렇게 강하고 딱딱하던 암세포가 나의 천연의 내복약만으로 괴사되어 부패물이 유출된 효과를 보인 가장 좋은 예라고 할 수 있다.

증례 23 C·K씨 (59세, 여성, 악성 림프종)
종양이 작아지고 마커의 악화 없음

증상과 소견

3년 전부터 왼팔과 경부림프절에 종창이 생겨서 모 대학병원에서 악성 림프종의 진단을 받고 방사선요법과 PUVA요법을 받았으나, 피부와 각 림프절에 전이·증대하였다. 1991년 10월 내원하였을 때에는 경부 이외에도 겨드랑 밑·팔꿈치·서경부(鼠頸部)의 림프절종창이 보였다. 좌상완(左上腕) 좌측 복부에 손바닥 크기의 종양이 보였다. 즉시 입원시켜서 1일 BG-104 16그램 4회분, 저분자항산화제 27그램 3회분을 계속 내복시키면서 성분요요법과 원적외선 샌드 배스의 입욕요법을 병용하였다.

임상 경과

입원 1개월 반이 되어도 병세는 일진일퇴하였으나, 서서히 항암제를 중지한 탓에 체력과 식욕이 회복되었고 부어 있던 좌상완(左上腕) 및 측복부(側腹部)의 종양 그리고 각처의 림프절 종창까지 축소되기 시작하였다. 4개월 후에는 림프절의 종창은 거의 소멸하고 좌상완과 좌측 복부의 작은 종양만 보이게 되자 퇴원시켰다. 그 후에도 정기적으로 경과를 관찰하고 있으나 현재 약 반년이 경과하였는데도 종양의 증대, 림프절의 악화, 그리고 마커의 악화를 볼 수 없다.

고찰과 결론

항암제를 사용하던 환자가 그것을 중지하고 자연회귀의 니와요법으로 바꾸면 급속하게 악화하는 증례가 많은데, 이 환자는 서서히 식욕과 체력이 회복되고 아울러 종양도 작아졌다. 니와요법의 효력을 본 예의 하나이다.

증례 24　H·H씨 (51세, 여성, 재발 난소암)
전이한 난소암이 거의 완치, 목숨을 건지다

증세와 소견

1990년 11월의 하복부에 종창을 알게 되어 모 병원에서 난소암의 진단을 받고 즉시 개복수술을 하였으나 이미 자궁에 전이하고 있어 난소와 자궁을 함께 절제하였다. 항암제의 점적과 내복약을 복용하면서 내원하였을 때에는 빈혈이 심하였고 쇠약해 있었다. 본인에게 난소암에는 니와요법이 그다지 효과가 없음을 설명하고 1일 BG-104 16그램 4회분, 저분자항산화제 27그램 3회분을 계속 투여하였다. 그후, 본인은 BG-104와 저분자항산화제의 치료에 모든 것을 의존하기에 이르렀다.

임상 경과

니와요법에 의한 투약으로 서서히 식욕과 체력이 회복되었고 안색도 좋아졌으며 마커 역시 상승하지 않고 난소암 재발의 징조가 없이 2년 반으로 BG-104의 내복을 중지하고, 그 후 3년 이상을 경과하였지만 현재 거의 완치 상태에 있다.

고찰과 결론

이미 설명한 바와 같이, 대개 서양의학에서 난소암은 4~5년은 연명하나, 5년 이상을 연명한 케이스는 극히 드물다. 이 증례는 자궁에도 전이하고 있어 항암제에 저항을 보인 최악의 경우였으나 결국 한 목숨을 구하였고, BG-104의 효과를 크게 본 케이스 가운데 하나이다.

증례 25 E·S씨 (38세, 남성, 신장암)
남은 생 몇 개월뿐이라 선고 받은 환자가 사회생활에 복귀

증상과 소견

1993년 왼쪽 신장암이라는 진단(신세포암 tubular type, granular cell subtype, G2, INFd, PT26, PVO) 즉시 적출수술을 하고 인터페론 900만 단위를 투여하였으나 종양은 서서히 증대하고 췌장에서 신동맥 주위의 림프절에 전이. 모 공립병원에서 "이대로 방치하면 수개월의 수명밖에 없으니, 동맥에 상처를 입게 되는 대단히 위험한 수술이지만 수술을 받을 것인지를 결정하도록……"이라는 주치의의 권유를 받고, 나에게 와서 상담하게 되었다.

"남은 샘명이 확실히 수개월인지는 모르겠지만 위험한 수술에 목숨을 걸기보다는 나의 요법에 목숨을 걸어보지 않겠습니까"라고 설득하여, 입원 치료를 개시하였다. 1일 BG-104 16그램 4회분, 저분자항산화제 27그램 3회분을 계속 내복시키고 성분요요법·원적외선의 샌드 배스요법을 시행하였다.

임상 경과

4개월 입원치료에서 신(腎)종양 마커인 BFD가 상승하지 않고 종양의 증대가 보이지 않았으며 경과도 양호하여 퇴원. 현재 사회에 복귀하여 건강인과 다름없는 생활을 하고 있다(남은 생명 수개월의 선고를 받은 후, 이미 1년이 경과하고 있다).

고찰과 결론

일반적으로 신장암은 사망률이 높은데, 이 환자는 항암제에 저항하여 췌장을 비롯하여 신동맥 주위의 림프절에까지 전이되어 있었던 매우 위험한 증례였으나 니와요법으로 현저한 효과를 보고 사회복귀를 한 실례이다.

212

감사의 편지 ①
* * * * * * * * *

생명을 구해주신데 대하여 오직 감사할 따름입니다

·············· (전략).

　1월 10일 'S외과병원'에서 부어오를 대로 부어오른 배를 바늘로 찔러도 한 방울의 물도 나오지 않는 복수(腹水)로 죽음의 고통을 안고, 니와 선생을 찾아 진단과 치료를 받은 후, 한 목숨을 건진 U·K라는 사람입니다. 진찰 결과, 이대로라면 20일까지는(10일 동안) 죽을 것이라는 강렬한 선생님의 한마디 말씀에 희미한 저의 눈에 선생님 얼굴이 확연하게 보였고, 또한 그 한 마디가 저의 귀에 강하게 들렸습니다.

　선생님 지시에 따라 급히 입원하여 BG-104라는 한방약을 복용하면서 여러분의 신속한 조치로 매일매일 상태가 좋아져서 2개월 후인 3월 10일에는 퇴원할 수가 있었습니다.

　퇴원 후에도 BG-104와 초콜렛색의 환약(역시 특수 가공한 천연의 항산화제)과 SOD작용식풍(1일 9포)을 복용하고 있으며 월 2회 'S'병원에 가서 병원 약을 받아 복용하면서 진찰받고 있습니다. 식사와 식후 안정도 선생님의 설명서에 있는 그대로를 엄수하면서 생활하고 있습니다. 'S'병원 선생님께서도 무슨 일이 생기더라도 니와 선생님과 상의해서 조치할 수 있다는 말씀에 저도 안심하고 생활을 하고 있습니다.

　끝으로 이와 같이 한 목숨을 구하여 주신 이 대견한 일에 감사하면서 무어라고 인사의 말씀을 드려야 할는지 모르겠습니다. 감사한 마음을 이러한 형식으로 밖에 표할 수 없음을 양해하여 주십시오.

　거듭 진심으로 감사의 말씀을 올리는 바입니다.

　니와 선생님의 건강을 멀리서 기원합니다. 안녕히 계십시오.

K. U.

니와 선생님께
4월 21일

감사의 편지 ②
* * * * * * * * * * * *

부작용도 없이……여기저기의 병을 고쳐 주셔서
……정말 꿈만 같습니다.

벚꽃이 피어나기 시작한 시코쿠에서 니가타에 돌아오는 신칸센 연변에는 아직도 눈이 남아 있었습니다.

나카무라(中村)에서 고치(高知)까지의 도중에서 어쩐지 기분이 좋지 않았는데 차멀미를 한 것 같습니다. 고치에서 도중 하차하여 한숨 돌린 다음, 오카야마(岡山)에서 일박하고 무사히 집에 돌아왔습니다.

이번 입원생활을 아주 잘 지냈으며 생각 밖에 나카무라에서의 강연회에 참가하게 되어 선생님의 설명을 정말 잘 이해하였습니다.

작년 11월 처음 뵈었을 때의 선생님의 첫마디는 "용케도 살아 있구먼 !"이었습니다. 저는 2년여 동안 복수가 차서 배둘레 88센티미터라는 임신 10개월이나 다름없는 배를 안고 있었습니다. 복수는 병상말기인 것으로 알고 있었으므로 전이한 난소를 수술한 탓으로 용케도 회복하고 있음을 가리키는 말씀이라고 생각했습니다. 그러나 수없이 재발하는 병에 사용한 항암제에 잘도 살아 있었구나……라는 뜻이었습니다.

부작용이 없는 약 덕분에 체중의 감소 없이 귀가하여 곧바로 가사를 돌볼 수 있게 된 데 대하여 가족은 놀라고 있습니다. 정말, 감사합니다 !

입원을 결심하기까지 상당히 주저하고 고민하였습니다. 도사시미즈까지 가서 참 좋았다고 생각하고 있습니다. 선생님의 병원이 너무 먼 곳이라는 점, 입원 기간은 얼마나 될 것이며, 입원비는 얼마나 될까, 병이 낫는 확률은 어느 정도일까……선생님의 논문도 읽었습니다마는 동병이치(同病異治)라는 것 등을 어떻게 해석해야 할까—등등.

전이하기 시작하여 수년 동안 치료할 때마다 더 강한 항암제가 쓰였고 그 분량도 서서히 많아져갔고, 거기에 비례하여 체력이 떨어지고 체중도 줄어 늘 누워만 있는 병상에서 이제는 항암제의 효과가 한계에

달하였음을 체감하고 있었습니다. 선생님의 책이나 비디오테이프에, "암이라는 병으로 죽는 것이 아니라, 약 때문에 죽는다"라는 말씀을 듣고 저는 실감하였습니다. 화학요법으로는 도저히 낫지 않는다면 니와 선생님을 신뢰하고 입원치료를 받아야 하겠다고 결심하였습니다.

작년 8월 중순경부터 오른손이 저려 물건도 들 수가 없게 되어 잠도 제대로 자지 못하는 매일이었습니다.

입원 당시에는 펜 들기도 부자유스러워서 엽서 한 장 쓰는 것이 겨우였습니다만, 1개월이 좀 지나자 긴 편지를 쓸 수도 있었고 바늘을 가지고 단추도 달 수 있을 정도로 좋아졌습니다. 그리고 밤에 2~3시간 마다 저리고 아파서 눈을 뜨곤 하였는데, 이제는 거의 밤 중에 한 번 정도가 되어, 깊은 잠을 잘 수 있게 되었습니다. 이번 입원은 폐에 전이한 암의 치료 때문이었는데, 정신적으로는 괴롭기도 하였습니다만, 그보다는 사실 이렇게 저린 것은 정말 고통스러워 잠을 이룰 수 없는 괴로움은 견디기 힘들었습니다.

그런데 이러한 증상이 언제인가 나도 모르게 어떻게 이럭저럭 낫는구나 하는 생각이 들게 되었고, 이것은 역시 시미즈 병원에서의 요요법·식사·원적외선 모포(毛布) 등으로 인한 상승효과임에 틀림없다고 생각됩니다.

검사의 수치라든가 X선 사진으로는 '아픔'이 나타나는 것이 아니므로 언제 낫느냐 하는 것은 명확하지 않지만 나은 것만은 확실합니다. 부작용 없이, 이렇게 여기저기를 고쳐주신 선생님께 감사드립니다.

니가타에 돌아와서 지금까지의 경과를 말씀드리고 이곳 병원에 계신 분으로부터 X선 사진과 혈액검사의 결과를 빌릴 수 있게 되었습니다. 선생님의 진찰을 정기적으로 받으러 가고자 하오니 금후에도 잘 돌보아주십사 하고 부탁드리는 바입니다. 안녕히 계십시오.

M. N.

니와 선생님께
4월 15일

감사의 편지 ③
＊＊＊＊＊＊＊＊＊＊＊＊＊

죽는 순간까지도 괴로움 없이 편안하게 영면(永眠)

안녕하십니까.

선생님의 신세를 지고 있던 아내는 지난 2월 5일 영면하였습니다.

구마모토(熊本)의 병원에서 "'스키르스'라는 위암이어서 이제는 수술을 할 수 없다. 남은 날은 몇개월뿐이다"는 선고를 받고 가족 모두는 절망 속에서 4년반 전 멀리 도사시미즈로 선생님의 치료를 받고자 찾아 갔었습니다. 거의 식사를 할 수 없던 아내는 그때부터 식욕도 나고 위의 아픔도 없어지고 쇠약하였던 몸도 회복되어 약 4년 반 동안 건강한 사람과 다름없이 생활하다가, 보름 전부터 몸이 이상하다면서 자리에 눕게 되었지만 죽는 순간까지도 전혀 고통을 호소하지 않고 편안히 영면하였습니다.

앞으로 수개월밖에 살 수 없다고 의사가 선고하였지만, 4년 반 동안이나 건강하게 살 수 있었습니다. 더구나 위암으로 사망할 때에는 많은 사람들이 무서운 고통 속에서 죽는다고 듣고 있었지만 아내는 잠자듯이 영면하였습니다. 이것은 오로지 선생님의 BG-104를 계속하여 내복하도록 하여주신 덕분이라고 생각하고, 가족 일동은 진심으로 고맙다는 인사를 드리는 바입니다.

선생님께서도 매일 많은 어려운 환자 진료에 체력을 소모시키면서 일하고 계시지만, 세상에는 저의 처와 같은 불행한 환자가 많아, 모두 선생님을 의지하고 찾아가고 있습니다. 그러한 환자들을 위하여서도 더욱 자애하시고 언제까지나 건강하게 암 환자들을 돌보아주시는 거룩한 일을 계속하여 주십사 하고 충심으로부터 축원하는 바입니다.

오랫동안 많은 신세를 졌으며, 정말 감사합니다.

안녕히 계십시오.

A.Y.의 남편으로부터

니와 선생님께.

8 의학의 최첨단—
유전자에서
암을 해명한다

난치병·암의 가까운 장래를 전망한다

나는 현대 서양의학의 치료방법에 관하여 그 싹쓸이 치료법의 약제작용을 되풀이하여 감정적인 반대론이 아니라 과학적인 근거를 가지고 그 폐해를 경고하여 왔습니다. 동시에 나의 저서나 건강강연 등에서 현대서양의학에 반대하고 있는 자연회귀의 약제 또한 과학적 근거가 없어 거의 유명무실한 것이 많다는 점도 지적하여 왔습니다. 나는 나의 저서[44]에서 그 중요성을 지적한 바 있는데, 인류는 이 환경오염 시대에 각종 암을 비롯한 난치병·기병을 만나 인류가 절멸될 위기에 처하여 있습니다. 지금 건강한 생활을 누리고 그 종족을 영속시키기 위하여서는 과학·자연회귀, 여기에 정신적 안정이라는 이 삼위일체론(三位一體論)이 아무래도 필수 불가결하다고 생각됩니다.

특히 1970년부터 심화되기 시작한 환경오염은 악화 일로를 걷고 있으며, 농약·살충제·화학약품 더욱이 자동차의 배기가스나 석유화학공장이 배출하는 매연 속의 질소산화물, 또 프레온가스·탄산가스의 증가는 오존층을 파괴하고, 그 결과 초래되는 자외선량의 증가 등등은, 비정상이라고 할 만큼 활성산소의 산출을 증가시키고 있습니다. 이것은 인체에 만성적 자극을 주고 있으며, 또한 변이원(變異原)의 발암 조건을 갖추게 함으로써 암 환자의 증가를 재촉하고 있습니다. 그런데 암 그 자체는 대단히 강력하여 현대 의료방법으로는 손을 쓸 길이 없는 상태로 되어 가고 있습니다.

이러한 상황에서 이렇게 격증해 가는 암을 비롯한 난치병·기병을 극복하기 위하여서는 부작용이 없고 과학에 뿌리를 둔 천연생약의

---

44) 니와 유키에 저, 남원우 역, 《물, 생명과 건강의 과학》(지식산업사, 1997).

연구와 그 활성화를 필요로 하고 있습니다. 여기에서 다시 진일보하여, 인류의 예지를 결집한 과학에 의하여 환부의 미세한 부위에 정확히 약효가 이르게 할 메커니즘을 생체 차원에서뿐만 아니라, 세포 차원, 분자·유전자 차원에서 해명할 필요가 있습니다.

나 역시 20여 년 동안 자연회귀론자이면서 한편으로는 생화학 연구로 미력이나마 암이나 난치병의 과학적 해명에 정진 노력하여 왔습니다.

나는 여기에서 오늘날의 의학 최첨단은 암의 연구를 어디까지 해명하고 있는가, 또 암 극복의 꿈을 안고 있는 현대의 최첨단 의학의 실태를 소개하고 아울러 나의 연구소의 실험 등도 소개하고자 합니다.

이미 제5장에서 암에 대한 생체방어능에 관하여 지금까지의 고전적 사고를 세포 레벨에서 소개하였고, 지금까지 알려져 있는 암 킬러 T세포를 비롯한 방어기구를 해설하였는데, 사실 이것은 의학의 상식적 지식입니다. 그런데 여기 십여 년 동안 세포 레벨에서의 암에 대한 방어능 혹은 암의 생체에서의 발암 메커니즘에서부터, 또 최근에는 분자 레벨(DNA의 해석·유전자의 이상)에서 암의 해명이 이루어지고 있습니다. 여기에서는 분자 레벨의 DNA유전자에서 해명되어 온 발암의 내막과 그 대응책에 관하여서 암 극복의 희망을 가지고 앞으로의 전망에 관하여 언급하고자 합니다. 이 내용은 여러분의 일상생활에서 암 예방에 도움이 될 것입니다.

1. 유전자 레벨에서의 발암 내막
(1) DNA·RNA·단백질에 관하여
동·식물은 세포로 이루어져 있는데, 이 세포의 가장 중요한 곳에 핵이 있고, 또 핵의 중요한 중추는 단백으로 되어 있는 DNA라는 유

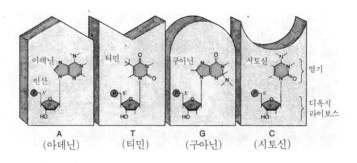

| A (아데닌) | T (티민) | G (구아닌) | C (시토신) |

그림 15. DNA(유전자)의 기본 구조

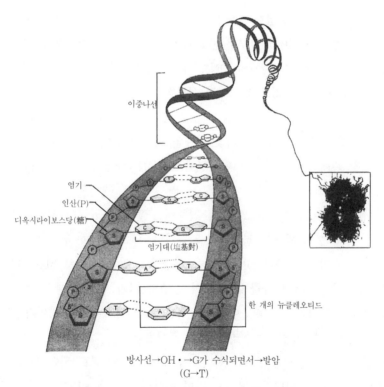

방사선→OH・→G가 수식되면서→발암
(G→T)

《Paul Berg & Maxine Singer : 분자유전자학의 기초》에서

그림 16. 이중나선에서 뉴클레오티드의 배열과 관계

전자입니다. 이 유전자의 구조 여하에 따라서, 동·식물 나아가서는
인간의 특성·특질이 결정됩니다. DNA의 유전자 구조의 차가 동물의
종류의 차이를 낳게 하고, 또 인간에게는 개개인의 성격과 특질의 차
이를 형성하게 합니다.

우선 유전자(DNA)의 기본구조는 그림 15에서 보듯이, 4종류의 염
기(鹽基) 아데닌(A), 티민(T), 구아닌(G), 시토신(C) 및 이 4종류에
공통되는 오탄당(5炭糖, Pentose) 인산(燐酸)이 결합한 라이보스로 구
성되어 있습니다.

이 라이보스와 결합한 4종류의 염기 A, T, G, C를 뉴클레오티드
라고 하는데, 이것이 DNA유전자의 기본적 구조단위입니다. 그리고
그림 16에서 보듯이, 2개의 DNA 사슬이 있어 한쪽 DNA의 사슬에
뉴클레오티드 T가 있으면 그것과 상보적인 다른 한쪽 DNA사슬에 A
사슬이 있어 A와 T가 손잡고 하나의 염기대를 이루고 있습니다. 한
편, 라이보스의 세 번째와 다섯 번째의 탄소에 붙어 있는 가지(枝)는
인산을 촉매삼아 쭉쭉 뻗어나가면서 긴 DNA사슬을 이루어 나갑니
다(그림 16 참조).

이때 4종류의 뉴클레오티드의 결합에는 일정한 규칙이 있습니다.
A는 T, C는 G 외에는 결합하지 않습니다. 역으로 말한다면, C—T
나 A—G가 결합하여 DNA사슬을 형성하는 일은 절대로 없습니다.
그리고 이 4종류의 뉴클레오티드의 결합의 차가 여러 생물의 특성·
특질을 결정하게 됩니다. 이것은 곧 'DNA의 염기배열의 차이가 그
생물의 특성을 결정짓는다'라는 말로 표현됩니다.

한 사람의 세포에 있는 DNA는 약 60억의 염기대로 되어 있다고
합니다. 그것을 펴나간다면 약 2미터 이상의 길이가 된다고 하며, 평
상시에는 2미터나 되는 이 DNA의 이중나선이 규칙적으로 감겨져
쌓여서 지름 약 0.005밀리미터 크기의 세포의 핵 속에 얌전히 잠겨

있습니다.

그림 17에서 보듯이, DNA가 성장 증가하는 것을 복제라고 하는데, 그것은 우선 한 개의 사슬에 뉴클레오티드가 착착 붙어나가면서 뻗어갑니다.

DNA는 그 생물 또는 인간의 특성과 특질을 나타내는 것이지만, 그 각기의 특성·특질이 실제로 신체에 반영되어 생체의 기능으로서, 또 그 성격으로서 발현되려면 RNA라는 핵산에 전사(轉寫)되어야 하고, 나아가서는 단백질에 그대로 반영되어 옮겨져야 합니다.

DNA가 RNA에 전사될 때는 그림 17에서 보듯이, DNA의 기본결합에서와 같이, 뉴클레오티드 상호간의 상보적 결합이 이루어집니다.

RNA의 구조는 거의 DNA의 기본구조와 동일한 형태를 취하고 있으나, 다른 점은 오탄당의 2'의 탄소에 DNA에서는 수소이온이 결합하고 있었지만, RNA에서는 OH이온이 결합하고 있다는 점과 4종류의 뉴클레오티드 가운데 티민(T)이 우라실(U)로 바뀌었다는 점입니다. 따라서 DNA에서 RNA에 전사될 때의 DNA, RNA 상호간의 뉴클레오티드의 상보적인 결합은 그림 17에서 보듯이, A—U, T—A, C—G, G—C와 같이 결합됨으로써 RNA가 구성되어 전사됩니다.

그리고 난 다음에 단백질로 옮겨가며(만들어져 가는 것을 말함), 이때의 단백질 원료는 20여 종류의 아미노산인데, RNA에서 단백질로 옮겨질 때 반드시 뉴클레오티드가 AUG로 집합하고(이것을 개시코돈이라고 함) 거기에 아미노산 가운데 메티오닌이 반드시 먼저 결합한 다음에 나머지 19종류의 아미노산이 각기 그 특성에 따라서 여러 가지 순서로 결합합니다. 여기에서 단백질의 형성이 끝나면 마지막으로 앞에서의 RNA에서 담백으로 옮겨지기 시작하였을 때의 '개시코돈'에 대비되는 '종지(終止)코돈'이라는 뉴클레오티드의 마지막 결합이 이루어 집니다.

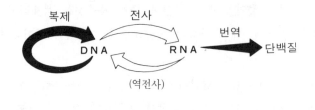

복제 ⎡ departure (하나의 사슬이 된다.)
    ⎢ annealing (뉴클레오티드, DNA가 붙어간다.)
    ⎣ elongation ; extention (커져간다.)

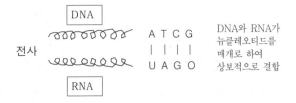

전사   A T C G   DNA와 RNA가
       | | | | 뉴클레오티드를
       U A G O   매개로 하여
                    상보적으로 결합

(개시코돈)

번역   AUG [met] [ ] [ ] [ ] [ ] [ ]   (종지코돈)
                                          U A A
       (아미노산)   U A G
                                          U G A

※ 단백으로 번역될 때 개시코돈의 DNA가 AUG와 아미노산을 함
  께 끌어넣는다.
  메티오닌에서 출발하는 것은 모든 단백의 번역에 공통이다

그림 17 DNA·RNA·단백질의 관계

이 종지코돈의 뉴클레오티드는, 개시코돈 뉴클레오티드가 반드시
AUG라는 한 종류의 결합이었음에 반하여, 예컨대 UAA·UAG 혹은
UGA 등의 여러 가지 종지코돈 형태가 있습니다.

이와 같이 동·식물은 그 기본이 A—T(U), C—G의 4종류 뉴클레오티드의 결합으로 몇백, 몇천, 몇만 또는 몇억으로 복제되어 가는 연결 순서의 차이에 의해 그 동·식물 또는 인간의 유전자의 염기배열이 결정됨으로써 그 동·식물 혹은 개개 인간의 특질·특성·성격이 결정되고, 그 특성은 RNA를 통하여 '정보'로서 단백질에 보내게 됩니다.

그 과정이 DNA에서 RNA에의 전사(轉寫)이며, 마지막으로 RNA에서 단백질로 그 유전자의 특질·특성에 관한 정보가 전하여지면〔飜譯〕, 단백질은 그 유전자의 특성에 맞는 구조를 갖추면서 근육·뼈·뇌 등의 기능을 나타내어 체내에서 활동을 시작합니다.

나의 상상입니다마는, 나는 오염이 없는 도사시미즈의 아름다운 밤하늘을 쳐다보면서 취침 전에 꼭 산책을 하는데, 그림 16이나 그림 18과 같은 기다란 DNA의 이중나선구조를 생각합니다. 그것은, 사람에게는 하나의 세포 속에 60억이라는 염기대가 존재하고, 그 세포 역시 몇억 몇십 억이 뭉쳐 인간이 되어 있다는 사실, 바로 이 조그마한 지구와도 같은 한 인간을 1유전자의 뉴클레오티드로 본다면 몇십 억의 유전자와 DNA로 되어 있는 이중나선사슬이 곧 우주의 은하계이고, 몇십 억의 DNA의 이중나선사슬로 이루어진 인간의 세포는 더 이상 헤아릴 수 없는 DNA와 유전자를 함유하고 있어, 그것은 바로 은하계 밖에 있는 우주의 정체불명한 무수한 성운(星雲)이나 다름없다고, 인간을 하나의 유전자로 본 우주감(宇宙感)을 느끼곤 합니다. 밤하늘의 별을 보면서 생체의 유전자를 생각해 보면 나도 모르게 이러한 환상에 빠집니다.

(2) 발암 바이러스의 검증으로써 암은 발암 20년 전에 예측될 수 있다

사람을 포함하여 동·식물의 특성을 결정짓는 세포의 핵에 있는 유전자의 해명이 착착 진행되고 있습니다. 그 가운데서도, 바이러스나 박테리아에 관한 연구는 눈부십니다. 최근 신문지상을 떠들썩하게 한 바 있는, 인플루엔자 바이러스의 183만 짝이 되는 시퀸스(염기배열, sequence), 즉 유전자의 DNA·RNA의 배열이 미국의 유전자학자에[45] 의하여 규명되었습니다. 인플루엔자에 대하여 앞으로 그 발생원인과 치료에 관하여 더 많은 진보가 있을 것으로 기대됩니다(후술하겠지만 바이러스에는 세포가 없고 유전자만 있는데, 바이러스에 관하여서는 많은 연구가 이루어지고 있어 그 유전자의 염기(DNA)배열이 명백해진 것도 많습니다. 세포가 있는 바이러스 외의 독립생물체로서 그 유전자 배열이 모두 명백히 해독된 것은 세계에서 처음이어서 획기적인 연구성과라고 할 수 있습니다).

최근의 새로운 연구로는 바이러스가 암의 원인, 혹은 암을 일으키는 방아쇠 역할을 하고 있다는 사실이 판명되어 발암과 바이러스의 관계가 주목되고 있습니다. 우선 바이러스의 특징을 설명합니다. 바이러스는 세포가 없으며 유전자만 존재합니다. 따라서 이것이 증식해 가기 위해서는 동물이나 식물이나 혹은 사람에게 기생하여[46] 그 숙주를 발판으로 하여 증가해 가면서 활동합니다. 바이러스에는 많은 종류가 있는데, 최근 암의 원인이 되고 있는 바이러스는 그 속에 암을 일으키는 발암유전자(이것도 DNA의 염기배열이 그 바이러스에 따라서 정해져 있음)가 있어 그것이 그림 9에서 보듯이, 복잡한 메커니즘으로 암억제단백을 감소시키면서 암의 발육을 촉진시켜 가고 있습니다.

바이러스와 발암의 관계가 이미 해명되어 있는 것으로는 자궁경암(子宮頸癌)과 사람에게 사마귀 등을 나게 하는 HPV(Human Papillioma Virus)라는 바이러스와 성인T세포백혈병(成人T細胞白血病)이라든지, 에이즈(에이즈는 암은 아니지만 발생하는 도중까지는 암과 같은

---

45) 노벨상 수상학자인 존스홉킨스대학의 해밀턴 스미스 박사.
46) 이 경우, 기생처는 동·식물 또는 인간을 바이러스의 숙주(宿主)라고 함.

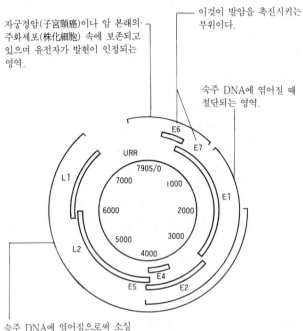

자궁경암(子宮頸癌)이나 암 본래의·주화세포(株化細胞) 속에 보존되고 있으며 유전자가 발현이 인정되는 영역.

이것이 발암을 촉진시키는 부위이다.

숙주 DNA에 엮어질 때 절단되는 영역.

숙주 DNA에 엮어짐으로써 소실 또는 발현하지 않게 되는 영역.

E1, E2…는 초기에(유전자로서) 발현되는 영역.
L1, L2…는 후기에 발현되는 영역.
URR…는 초기유전자발현조절영역(初期遺傳子發現調節領域)
DNA합성개시부위가 존재
(약 8000염기짝(鹽基對)의 환상(環狀) 2개 사슬 DNA)
(K.H.Vousden·다케이(武居)의 문헌에서)

그림 18. 사람의 파피로마 바이러스의 유전자 모식도

형태를 취함)를 일으키는 레트로 바이러스, 그리고 B형 간염과 C형 간염을 일으켜서 끝내는 암화시키는 B형 간염과 C형 간염 바이러스 등이 분명히 판명되었습니다.

  HPV바이러스를 예로 들면, 그 구조가 전부 해명되어서 그림 18과

228

같습니다. HPV바이러스의 구조 속에서 조기발현유전자(早期發現遺傳子)로 존재하는 E6·E7이라는 부분이 있는데, 이것이 인간의 체내에서 증식하여 암발생을 억제시키는 RB단백이나 P53단백이라는 암 방위 물질을 녹여버립니다(그 결과 암이 발생합니다). 이와 같이 발암을 촉진시키는 E6·E7의 DNA유전자 배열이 정해져 있는데 최근 의학의 발달로 HPV바이러스의 E6·E7이 사람 체내에 감염되어 암의 발육을 촉진시키고 있을 경우, 그 사람의 조직을 채취해서 DNA의 증폭제를 첨가하여 DNA를 증식시켜 보면 그 존재가 증명됩니다. 이 방법을 유전자의 PCR(polymerase chain reaction)법이라고 하며 암의 발현을 20년 전에 예측할 수 있게 하는 유력한 검사방법입니다.

2. 발암 메커니즘은 여기까지 해명되었다.
(1) 자궁경암은 20년 전에 예지(豫知) 진단된다

일반적으로 하고 있는 자궁암 검진에서는 그때마다 "부인께서는 지금 자궁암에 걸려 있습니다. 곧바로 수술을 하십시오" 등으로 검진 결과를 통고하고 있을 뿐입니다. 이래 가지고는 뒷북을 치고 있는 셈이라 예후가 좋지 않아 사망하는 수도 있고, 또 대수술의 결과 주변의 림프조직까지도 절제하는 탓에 방광신경(膀胱神經)에 손상을 주어 소변이 제대로 나오지 않는 불행한 환자가 생깁니다. 일반적으로 자궁 안쪽의 자궁체암(子宮體癌)에는 어느 정도 약효가 듣고, 암의 성질도 유순하여 때를 놓치지만 않는다면 사망하는 경우는 그리 많지 않으나, 자궁의 출구에 있는 특수한 편평상피암(扁平上皮癌)인 자궁경암(子宮頸癌)은 약도 잘 듣지 않고 방사선 외에는 효과가 없어, 연간 약 5천 명의 사망 환자가 생기는 무서운 암입니다.

그런데 최근 유전자 연구가 진일보하면서, 치사율이 높은 자궁경

암은 그 검진에서 아직은 암이 아니어도 20년 후에 암이 발생할 것
인가, 아닌가를 유전자 검사에 의하여 알 수 있게 되었습니다. 이것
은 특수한 유전자의 검사기술을 가지고 있는 특수설비가 있는 의료
기관이 아니면 아직은 보편화되어 있지 않으나, 아주 획기적인 기술
이어서 자궁암을 걱정하는 부인들에게는 큰 낭보입니다.

더 자세히 설명하겠습니다. 자궁경암은 HPV(human papilloma
virus)라는 바이러스로 발암하는데, 이 바이러스는 암을 일으키지 않
을 때에는 사람에게 사마귀 따위를 나게 하지만 그 형태가 모두 달
라서 60개 형이나 됩니다. 그 가운데 16형, 18형의 HPV가 자궁경
암을 일으킵니다. 더욱이 이 HPV의 발암성의 연구는 모든 발암바이
러스 가운데서도 가장 상세한 연구와 발암에 관한 세밀한 해명이 되
어 있으므로, 여기에서는 이 HPV바이러스를 예로 들어 암 발상의
자세한 관여방식과 그 메커니즘을 설명하겠습니다.

HPV바이러스는 그 기능에 관한 구조가 해명되어 있어, 기능별 구
조도, 말하자면 지도를 그린 것이 그림 18입니다. 앞에서 설명했듯이
이 바이러스 속의 E6과 E7만이 암을 발생시키는 힘을 가지고 있는
데, E6과 E7의 발암유전자가 자궁의 경부에 부착하여 살면서, 자궁
경부의 발암을 억제하는 암억제단백(癌抑制蛋白, RB단백, P53단백)의
유전자를 변화시킴으로써 발암에 이르게 합니다.

HPV바이러스의 발암유전자인 E6과 E7이 자궁경암 등에서는 20
년 전의 단계에서 자궁경부에 부착하고 있는 사실이 PCR이라는 최신
검사방법으로 발견·증명됨으로써 20년이 지나면 암이 발생한다는 사
실을 예견할 수 있게 되었습니다. PCR검사방법은 자궁경부의 조직을
자궁암 검진 때 채취하여 E6과 E7이 있는지 없는지를 조사하게 되는
데, 그것이 있다 하더라도 아주 적은 양이므로 측정기에 잘 나타나지
않아 모르는 경우가 많습니다. 그래서 채취한 자궁조직 속에 극히 적

은 양으로 존재하고 있는 E6과 E7의 DNA의 부분만이 증가할 수 있는 조건을 설정합니다(이것을 Primer의 설정이라고 함). Primer의 설정이란, E6과 E7의 유전자 뉴클레오티드 배열을 알고 있으므로 E6과 E7과 꼭 같은 DNA(뉴클레오티드)의 구조를 가지고 있는 DNA를 대량 인공적으로 만들어놓고, 그것을 검사할 자궁에서 채취한 적은 양의 E6과 E7의 DNA를 가지고 있는 조직에 첨가합니다.

거기에 태그(Taq)라는 DNA증폭제(增幅劑)[47]를 첨가하여 E6과 E7을 증식시키고자 할 때, 만약에 HPV바이러스의 E6과 E7이 그 자궁의 검체(檢體) 가운데 존재하고 있다면, 그것이 아무리 적은 양일지라도 그것과 결합하여 복제되어 DNA사슬의 양이 증가함으로써 측정 가능하게 됩니다. 이와 같이 그 양이 증가한 검체 가운데 HPV바이러스의 E6과 E7은 DNA의 길이가 일정하므로 DNA와 접촉하면

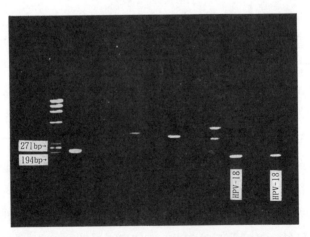

사진 28. PCR법 전기영동법에 의하여 중증 아토피성 피부염 환자의
피부병소에서 검출된 발암바이러스인 HPV18형 E7.

---

47) 온천에 있는 세균류에 포함되어 있는 효소의 일종으로서 내열성(耐熱性)이 있는 강력한 **DNA**합성효소. 이 효소의 발견으로 유전자의 연구가 급속도로 발전하였으며, 이것을 발견한 학자들은 노벨상을 수상하였다

색깔을 나타내는 에틸렌브로마이드라는 시약으로 착색된 부분이 어느 길이의 DNA에 있는가를 찾아냅니다. 그것이 HPV바이러스 16형, 혹은 18형의 E6과 E7의 DNA 길이 부분에서 발색해 있다면 이 검체 속에 E6과 E7의 존재가 확인되었으므로 장차 이것이 암화할 것이라고 단정할 수 있습니다.

사진 28을 보면, 271bp라고 적혀 있는 것은 앞에서 설명한 DNA의 짝이 되는 수를 나타내며, 271bp는 HPV16형의 바이러스의 E6과 E7부분의 DNA의 길이(짝이 되는 수)이며, 194bp는 HPV18형 바이러스의 E6과 E7부분의 DNA의 짝을 이루는 수를 나타냅니다.[48] 그러므로 사진 28의 좌측 끝에 있는 194bp의 길이에 해당되는 곳에 착색된 것이 같은 가로줄 위에 보입니다. 이것이 검체조직에 프라이머(primer)를 설정하여 DNA를 증폭시켜서 얻은 것이 발색한 부분인데, 사진 28에서는 194bp 길이의 DNA의 것이 발색되었으므로 자궁의 검체 가운데는 발암바이러스 HPV18형의 E6와 E7의 존재가 증명되었습니다. 이 HPV의 E6과 E7이 어떻게 암을 발생시켜 나가느냐에 관해서는 후에 자세히 설명하겠습니다.

(2) 많은 암 유전자를 가진 발암 바이러스가 발견되어 가고 있다

흔히 있는 악성 암으로서는 여러분이 가장 두려워하는 에이즈[49]를 비롯하여 시코쿠(四國) 남부와 규슈 남부지방에서 볼 수 있는 성인T세포백혈병은 역시 레트로바이러스에 감염되면 그것은 그 사람의 암억제단백유전자(癌抑制蛋白遺傳子)를 녹임으로써 에이즈나 T세포백혈병을 발생시킨다는 사실이 판명되었습니다. 이와 같이 암(에이즈)에

---

48) **HPV**바이러스 가운데 발암에 관계되는 것은 이미 설명한 바와 같이, 16형과 18형의 바이러스이다.
49) 에이즈 그 자체는 암이 아니지만, 그 증식 과정은 암과 꼭 같다.

서 그 원인이 되는 바이러스의 종류와 명칭이 명백히 알려져 있는 것은 아직 그 수가 적기는 하지만 그러한 병(암이나 에이즈)에서는 지금 설명한 자궁경암 같이, 발병하기 20년 전의 검사에서 이미 그 바이러스의 발암유전자를 포착할 수 있게 되었습니다.

에이즈라는 진단이 나오기까지는 에이즈에 감염되고도 수개월이 걸리지만, 에이즈는 그 바이러스를 알고 있기 때문에 유전자검사를 사용한 자궁경암에서와 같은 검사가 가능하며, 수개월을 기다리지 않고 곧 에이즈 진단이 가능합니다. 또 성인T세포백혈병 역시 유전자검사로써 몇 년 전에 장차의 백혈병 발생을 예고할 수 있게 되었습니다.

발암의 원인이 되는 바이러스(의 종류)가 아직 증명되어 있지 않은 것이라도 발암바이러스의 발암유전자가 환자의 조직에 부착하면 다음과 같은 변화가 일어나면서 대체적인 것을 예측할 수 있습니다. 즉, RB단백이나 P53이라는 암 발생을 억제하는 암억제단백이 사람의 체내에는 자기방어적으로 존재해 있습니다. 그래서 발암유전자가 체내 조직에 부착하게 되면, 이 RB단백이나 P53 암억제단백부터 분해시키므로 이것들이 정상적으로 대장 또는 위에 존재하고 있는가의 여부를 알아봄으로써 그 사람이 암화할 것인가, 아닌가를 미리 알 수 있습니다. 또, 지금 암에 걸려 있는 환자라도 이 단백을 측정함으로써 생명 연장 가능 여부의 지표로 삼을 수 있습니다.

한 걸음 더 나아가서, 암 이외의 류마티스나 기타 생명을 빼앗는 무서운 교원병 같은 것도 바이러스에 의하여 감염되며, 그 바이러스가 환자의 유전자를 변화시킴으로써 발병하게 된다는 사실이 증명되어 가고 있습니다.

(3) 중증 반복성 아토피성 피부염 역시 전암증상(前癌症狀)이다

근래에 와서는 옛날과 달리, 어른들의 전신에 비후(肥厚), 태선화

(苔癬化) 혹은 결절성양진화(結節性痒疹化)한 중증 아토피성 피부염이 증가하고 있는데, 이 피부병은 부작용이 무서운 스테로이드의 외용제에도 저항하고 있으며, 극심한 가려움증으로 잠을 잘 이루지 못하고 또 반복되는 염증으로 얼굴을 비롯하여 온몸이 까맣게 되어 부득이 학교와 회사 등을 장기 결석하거나 사직하게 됩니다. 심한 외모로 말미암아 연애·결혼생활이 파경에 이른 불쌍한 환자가 대거 나의 병원을 찾고 있습니다.

(전문가인 피부과 의사들도 잘 알다시피) 일반적으로 아토피 환자들은 바이러스에 대한 저항력이 없고 헤르페스(중증형은 카포지)나 수우(水疣 : mollasucum contagiosa, 傳染性軟屬腫), 보통 사마귀(尋常性疣贅) 등이 흔히 반복하여 생깁니다. 아토피 환자뿐만 아니라, 온몸에 피부염이 있는 환자는 암 환자의 경우처럼 효소 LDH가 상승하고 이 유극세포암(有棘細胞癌)[50]의 마커인 SCC가 다소 상승한다는 사실이 알려져 있습니다. 그런데 지난 1년 동안 나의 병원을 찾아온 3천 명의 입원한 중증 아토피 환자의 LDH와 SCC를 측정하여 본바, 표 7에서 보듯이 보통 피부염의 경우 상승하는 LDH나 SCC의 수치를 훨씬 넘어서 일반 말기암 환자 또는 유자세포암·자궁경암·폐암의 일부 혀·식도·후두·피부암의 말기에서 볼 수 있는 높은 수치를 많은 환자에게서 볼 수 있었을 뿐만 아니라, 그 가운데 3명의 환자는 피부암으로 변질했습니다. 강력한 스테로이드로도 효과가 없는 초중증(超重症)이 10년 동안이나 치료에 저항해온 두꺼워진 병소(病巢)는 아주 더럽고 흉칙하여 외견상으로는 마치 균상식육종(菌狀息肉腫)이라는 피부암과 흡사합니다.

그리고 태선화, 결절성양진화가 온몸에 퍼져서 피부가 몹시 두꺼

---

50) 피부암 종류는 유극세포암이라고 함.

표 7 입원환자 1,082명의 LDH, Scc 수치

		유아 (0~4세)	소아 (5~12세)	성인 (13세이상)	대조 (20~60세)
검사 대상수 (%)		16인 (1.5)	165인 (15.2)	901인 (83.3)	30인
LDH (w.u)	450~750	16인	66인	263인	8인
	750~1500	0	8인	29인	1인
	1500이상	0	1인	7인	0
Scc (ng /ml)	2.5~10	1인	13인	68인	5인
	10~100	0	0	60인	0
	100이상	0	0	6인	0
LDH最高値		721	1288	1890	920
Scc最高値		3.3	29	172	6.7

중증 입원환자 약½~⅓에 LDH의 높은 수치가, 또 약 7~8%의 환자에게서 Scc의 높은 수치를 볼 수 있었으며, 말기암 환자에게서 볼 수 있는 LDH 1500 이상, Scc100 이상이 7건 있었다.
※ 대상환자 : 심상성 건선(尋常性乾癬), 노인성 홍피증(紅皮症), 전신형 백선(白癬)

운 사람은 그 악명 높은 강력한 스테로이드 외용제를 사용하여도 피진(皮疹)은 가벼워지지 않습니다. 피부에 발생하는 암은 병리조직이 유극세포암(有棘細胞癌, 별명 : 편평상피암)이라고 하여 이미 설명한 HPV바이러스의 암유전자 감염이 20년 전에 알아낼 수 있는 자궁경암과 꼭 같은 것입니다.

지금까지 설명한 바로 미루어 보아 이제 난치성 중증 아토피는 바로 전암증상이며 장차 이것이 피부암으로 이행하는 것이 아닌가 생각되며 자궁경암 검진에서 원용하는 HPV바이러스16·18형의 발암유전자(E6·E7 region) 검사를 중증 아토피 환자 일부에게 PCR법이라는 유전자 검출방법으로 피부에 대한 HPV 16·18형 E6·E7의 발암유전자검사를 하였습니다. 그 결과 특히 중증반복형 아토피 환자에게는 사진 28에서 보는 바와 같은 자궁경암의 경우처럼 20년 후에 암을 발생시킬 HPV, 18형 E7의 발암유전자가 검출되었습니다.

이 결과는 피부과학회총회를 비롯하여 금년의 알레르기학회와 암 치료학회 등에서 발표하였고, 또 앞으로 발표할 예정입니다마는, 정말 충격적인 사실입니다.

나는 정치에 대하여 경고한다는 뜻에서, 네 집에 한 집꼴로 아토피 환자가 있다는 중간조사 결과로 보아, 지구상의 환경오염을 이대로 방치한다면, 10년 지나고 20년 후에는 네 명에 한 명꼴로 난치성 아토피 피부염이 중증화되고, 그 가운데 몇 퍼센트의 환자는 암화할 가능성이 있다는 점을 경고합니다.

(4) 암 억제 유전자

일반적으로 최근의 환경오염인자(因子), 예컨대 방사선이나 대량의 강력한 자외선에 노출된다든지, 혹은 농약·살충제·항암제 등의 화학약품에 접하게 되면 제 4 장에서 설명했듯이, 유전자가 있는 세포핵의 DNA가 손상을 받습니다. 이렇게 되면, 인간이나 동물에게는 수복(修復), 회복(回復)작용이 있어서 DNA가 입은 손상을 회복시키고자 하는 작용이 일어납니다.

DNA가 손상을 입었을 때 생리적으로 DNA의 손상을 회복시키고자 하는 체내의 중요한 물질이 최근 유전자 연구의 발달에 따라서 밝혀졌습니다. 그 단백질을 P53단백 RB단백이라고 하며, 전문분야에서는 암억제단백유전자로서 크게 주목하고 있습니다.

① 암 발생을 방지하는 암억제 단백 유전자 RB, P53

사람을 포함한 동·식물의 세포는 세계적인 분자생물학·유전자학의 세계적 권위자인 하우전 박사(독일국립암연구소)에 의하면 그림 19에서 보듯이, 생리적으로는 세포분열(M)을 하여 세포가 핵을 중심으로 하여 작게 무수히 분열·증가해서 일종의 갈라진 홈과 같은 경과G1을 거쳐서 S(Synthesis) 합성기에 들어갑니다. 분열로 생긴 무수히 작은 세포의 알〔卵〕은 크게 성장하여 갑니다. 이렇게 크게 성장한 개개의 세포는 다시 분열하여 꼭 같은 반응을 반복하여 갑니다. 이것이 동·식물의 대사성장(代謝成長)의 기본인데, 이것을 (생리적인) '세포주기(細胞周期)'라고 합니다.

이때, 이 동·식물이 신진대사를 거치면서 성장해가는 세포의 세포주기를 촉진시키거나, 브레이크를 거는 물질이 있는데, 그 가운데 최근 발암을 저지시키는 역할을 한다고 하여 주목을 받기 시작한 것에 P53단백과 RB단백이라는 매우 중요한 단백유전자가 있습니다.

이 항목에서는 발암에 관련되고 있는 P53과 RB의 세포주기에 대한 영향을 중심으로 해설하겠습니다. 우선 P53단백은 세포핵에서 생산되며 세포주기에 브레이크를 거는(감속시킨다고 함) 단백인데, 생리적으로는 항상 적당하게 분해되면서 브레이크가 풀려 세포주기가 적당하게 회전·촉진되어 갑니다. 다음으로 이 세포주기의 회전이 (비정상적으로) 지나치게 빨라지면 생리적으로 이 P53단백의 분해속도가 감속되면서 P53의 증가로 세포주기의 회전이 떨어집니다. 이와 같이 P53단백의 분해 속도의 높낮이에 따라서 세포주기의 회전속도가 조절되면서 생리적으로 건강하고 적당한 회전이 이루어집니다.

그런데 제1장 및 제4장에서 설명하였고 그림1에서 보였듯이, 자외선·방사선·화학물질로 말미암아 DNA에 대량의 활성산소가 발생하고 이것이 세포의 유전자에 손상을 주게 됩니다. 그렇게 되면 중요한 유전자의 고차구조(高次構造)가 손상을 입고, 손상을 입은 유전자가 돌연변이의 지령을 내려 발암으로 이어지게 되며, 손상을 입고 돌연변이의 지령을 내리는 유전자는 이 세포주기의 회전이 빨라지면서 더욱 증가하고 또 그 상처가 커지게 됩니다.

따라서 이와 같이 핵의 유전자에 상처가 났을 때 돌연변이의 명령

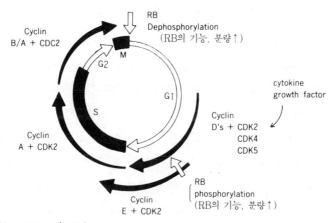

M : mytosis, 세포분열
S : synthesis, (세포) 합성
GI, G2 : gap
phosphorylation : 인산화

그림 19 세포주기를 담당하는 분자군

을 내리지 못하게 하기 위해서는 이 세포주기의 회전사이클을 감속시키지 않으면 안 됩니다. 건강한 신체라면 자기방위적으로 또 생리적으로 이 세포주기를 감속시키려고 합니다. 그것은 세포주기의 회전을 감속시킴으로써 손상을 입은 유전자의 DNA가 회복될 수 있는 시간적 여유를 주고자 하기 때문입니다. 그렇게 하여야 손상된 유전자가 회복되어 암으로 발전하는 것을 피하게 됩니다. 이때 세포주기의 속도를 지시·조절하는 것이 그림 9에 표시한 것처럼 P53단백입니다.[51]

여기에서 P53단백의 자세한 역할을 설명해야겠지만, 그에 앞서 RB단백의 유전자 역할에 관하여 설명하겠습니다. 세포주기를 직접

---

51) 대량의 방사선, 즉 원폭의 투하로 동·식물이 즉사하는 것은 순과학적(純科學的)으로 말한다면 DNA가 입은 장해가 너무 커서 그림 9에 표시한 P53단백의 분해가 속도의 감소뿐만 아니라, 그것이 완전히 정지되어 P53단백이 비정상적으로 증가하는 탓에 그림 9·19에 표시한 세포주기의 알맞은 회전이 없어지고 완전히 실속(失速)정지되기 때문입니다. 즉 전세포주기(全細胞周期)의 완전실속정지는 세포사(細胞死)를 의미하며 원자폭탄 투하에 의한 동·식물의 사멸을 가져옵니다.

콘트롤하여 촉진시키기도 하고, 억제하기도 하는 직접 물질은 (P53단백보다는 오히려) RB단백입니다. 그러므로 방사선 조사(照射) 등으로 암화가 일어나려고 하면, 이것을 중지시키고자 RB단백이 증가되면서 세포주기를 감소시킵니다. 반대로 RB단백이 감소된다면, 세포주기가 촉진되면서 암화가 빨라집니다. 그리고, 이 RB단백이 감소할 때에는 반드시 그것은 인산화됩니다. RB단백이 인산화되면, 그 기능이 상실되고 그림 19에서처럼 세포주기가 빨라지면서 암화가 촉진됩니다. 따라서 RB단백의 인산화는 암화와 밀접한 관계가 있습니다.

　P53의 상세한 작용과 그 속에서 이루어지는 RB단백과의 연관성에 대하여 설명하겠습니다. 그림 9 및 그림 20에서 보듯이, Cip1라는 RB단백의 인산화를 방해하는 단백이 있습니다. 이 Cip1은 D2—CdK4 라는 효소(Kinase)의 활성을 저해하여 RB의 인산화를 억제시키는데 P53은 Cip1의 messenger—RNA(단백의 유전자를 발현시키는 물질)를 자극해서 Cip 1단백이 생기게 합니다. 이것이 RB단백을 인산화시키는(RB단백의 기능을 상실시키는) 사이클린이라든가 D2—CdK4의 작용을 억제시켜 RB가 감소되지 않게 하여서 방사선이나 자외선으로 손상되어 돌연변이(발암)를 일으키려는 DNA를 가진 세포의 세포주기를 감속시킴으로써 손상된 DNA의 회복에 필요한 시간을 주어 발암을 방지하는 역할을 합니다.

② 발암바이러스의 발암유전자 E6, E7이 P53, RB단백에 주는 영향

　자궁경암을 발생시키는 HPV바이러스의 메커니즘은 발암유전자 E6와 E7 부위의 발견으로 그 역할이 자세히 해명되었다는 것은 이미 설명한 바 있습니다. 이들의 직접적인 역할이란, 우선 HPV의 E7 region은 그림 9에서와 같이 세포주기를 감속시키는 암억제단백유전자인 RB와 결합하여 이것을 융해시켜서, RB단백 표면에 부착해 있

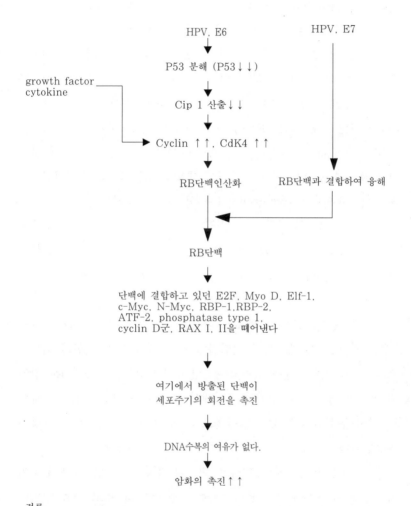

HPV, E6   HPV, E7

P53 분해 (P53↓↓)

growth factor
cytokine

Cip 1 산출↓↓

Cyclin ↑↑, CdK4 ↑↑

RB단백인산화   RB단백과 결합하여 용해

RB단백

단백에 결합하고 있던 E2F, Myo D, Elf-1,
c-Myc, N-Myc, RBP-1,RBP-2,
ATF-2, phosphatase type 1,
cyclin D군, RAX I, II을 떼어낸다

여기에서 방출된 단백이
세포주기의 회전을 촉진

DNA수복의 여유가 없다.

암화의 촉진↑↑

결론
방사선, UV, 화학물질에 노출되어 DNA가 상처를 입었을 때, 생리적인 DNA 등의
수복작용이 암억제 유전자라고 하는 P53, RB단백 등이 증가하여 이루어지나 바이러스
감염(HPV 등)에 의하여 발암유전자 E6, E7 등이 DNA에 부착하면 P53이나 RB를
용해시켜서 회복작용이 이루어지지 못하게 하고 세포주기가 촉진되어 암화한다.

그림. 20 바이러스의 발암유전자 E6, E7의 P53, RB 단백을 매개로 한 발암작용는 E2F, MyoD 등 11종류의 단백을 방출하여 세포주기를 촉진시킵니다. 그리하여 방사선·약물로 손상을 입은 DNA를 원상 수복시키지 않고 회전시켜서 활성화하여 암이 성립되도록 합니다.

한편 E6은 그림 9에서와 같이, P53과 결합하여 이것을 용해하고 Cip1의 산생(産生)을 저하시키어 사이클린(cyclin)이라든가 CdK4를 증가시킴으로써 RB단백이 인산화됩니다. RB단백이 감소 내지는 용해되어 E2F, Myo D, Elf-1, c-Myc, N-Myc, RBP-1, RBP-2, ATF-2, phosphatase type I, cyclin D군, RAX I·II 등 2개 종류의 담백이 RB표면에서 방출되면서 세포주기의 회전을 촉진시킴으로써 DNA 복원의 여유가 없어지게 하여 암화를 촉진시킵니다.

이상 설명한 바이러스의 발암유전자 E6·E7의 암에 대한 작용점(作用點)(그림 9)에 관하여서는 HPV가 발생시키는 자궁경암·피부암·편평상피암(扁平上皮癌)에서만 해명되어 있을 뿐, 그 밖의 발암성 바이러스나, 암에 관하여서는 그 역할이 명백하지 않습니다. 그러나 암억제단백유전자 RB·P53에 관하여서는 자궁경암·피부암·HPV 16·18형뿐만 아니라 대부분의 발암바이러스, 아직 발암 원인의 바이러스가 알려져 있지 않은 일반암(예컨대 대장암 같은 것) 등에서도 암억제 역할이 생체의 각 장기와 조직에서, 심지어는 거기에 발생한 암에도 항시 발휘되면서 암을 억제하고자 작용하고 있다는 사실이 증명되었습니다.

최근 신문 학술란에서 대장암 환자의 장을 생체검사하기 위하여 채취한 조직 속에서 RB·P53단백을 측정하여 그 많고 적음에 따라 장차 암치료가 잘 되어갈 것인가의 판정에 사용한다는 보도가 있었습니다. 어떻든 RB·P53의 저하는 세포주기를 촉진시키면서 발생하기 시작한 암, 혹은 발생한 암(세포주기)의 회전을 촉진시킴으로써 암화로 달리게 합니다.

③ 사이토카인·그로스팩터와 RB단백·P53단백

최근 10여 년 동안 의학계의 전문분야에서 주목을 끌어온 생체의 물질 가운데 세포활성화물질이라는 사이토카인(cytokine)이라든가 그로스팩터(growth factor)라는 물질이 있습니다. 사이토카인 가운데 바이러스성 간염 환자에게 주사하여 그 효과에 비하여 부작용[52]이 강해서 문제가 되고 있는 인터페론 및 '꿈의 항암제'라고 떠들썩한 TNF라든가 인타로이킨 등이 있습니다. 이와 같은 세포활성화 물질의 작용은 크게 두 가지로 분류됩니다. 하나는 글자 그대로 신체의 각 조직을 튼튼하게 하고 활성화시키는 작용이고, 둘째로는 세균이나 바이러스가 체내에 침입하였을 때 이들 물질이 동원되어 이것들을 박멸합니다. 인터페론을 C형 간염증 바이러스에 사용하거나 TNF를 항암제로서 사용하는 것은 이 두번째 작용에 의존한 것입니다.

그런데 제 1 장의 3.의 싹쓸이 치료법에서 언급했듯이, 이러한 화학물질은 침입하여 온 세균이나 바이러스나 이물질에 대하여 틀림없이 작용하는 한편, 자기의 정상 세포에도 작용하는 폐단이 있습니다. 이와 같이 체내 어느 한 부문에서 분비·산출되는 물질은 체내의 다른 곳에서 여러 가지 작용을 하는 생리활성화물질(生理活性化物質)과 얼키고 설킨 복잡한 상관관계, 예컨대 줄다리기와 같은 관계에 있습니다. 그림 9에 표시했듯이, 이 TNF를 비롯한 사이토카인이나 그로스팩터는 적당한 양이라면 인체의 각 세포를 건전하고 활발하게 하지만, 과다한 양일 대에는 사이클린(cyclin)이나 CdK4의 키나제(Kinase)활성을 항진시키고 RB단백을 인산화시키어 그 양과 기능을 저하시키며 세포주기의 회전을 촉진시킴으로써 암화시키는 작용도 있습니다. 제 1 장 5.에서 방사선이나 항암제는 암을 억제하는 동시

---

52) 발열·탈모·백혈구·혈소판의 감소 등 항암제와 꼭 같은 부작용에다가 울병(鬱病)·교원병(膠原病) 등이 병발 됨.

에 새로운 암을 만들어낸다고 설명하였는데, 이것은 세포 핵의 DNA 의 유전자 그 자체를 손상시켜서 생기는 메커니즘을 설명한 것입니다. 그런데 한편 TNF(물론 인터페론도 같으나) 역시 그 기본적 작용으로서 암세포를 억제하는 제암작용을 발휘하는 동시에 주사 같은 것으로 체외에서 대량으로 이것을(TNF나 인터페론) 보충하면 사이클린이나 CdK4의 키나제(Kinase) 활성을 통하여 암화 촉진에 직결됩니다. 이와 같이 인체에 상시 존재하는 활성화물질은 활성산소에서도 그랬듯이, 항상 적정량은 필요한 것이지만 대량으로 존재하면 양면의 날을 가진 칼이 되고 맙니다. 따라서 TNF나 인터페론은 제암과 발암, 두 작용을 겸비하고 있습니다.

우리 몸 속에서는 하나의 물질이 하나의 작용만을 하고 있는 것은 결코 아니며 복수의 다각적 작용을 가지고 있습니다. 체내의 여러 가지 화학물질과 미묘한 상관관계를 지니면서 어느 한편이 비정상적으로 항진한다든지, 또는 저하한다든지 하여 그 균형이 무너지면 여러 가지 병이 생기게 되고 나아가서는 암이 생길 수도 있습니다. 마지막으로 다시 한번 설명하겠는데 그림 9에서 보듯이, 인체 내에서는 사이토카인이라든가 그로스팩터와 더불어 신체의 각 세포 활성화의 첫센타에서 명령·지령을 내리고 있는 티록신키나아제·프로테이나아제 등 중요한 세포활성화물질이 있고, 이러한 효소류 외에도 제4장에서 설명했듯이, 과잉된 활성산소를 제거하는 중요한 고분자항산화효소(高分子抗酸化酵素)인 SOD·카탈라제·페록시다아제 등의 효소류나 암억제유전자 등의 물질이 있는데, 이러한 것들은 내가 강조하고 있듯이, 충분한 수면, 고른 식사, 적당한 운동, 불필요한 과로, 스트레스를 피하여 체력을 정상화시켜야 생체의 교묘한 균형이 잡히게 되면서 병이나 암 방지에 직접적인 작용을 한다는 사실을 인식하기 바랍니다.

(5) 정상유전자를 발암유전자로 바꾸는 물질

티록신키나아제의 이야기가 나왔기에 발암유전자와 관련된 중요한 새로운 연구가 있으므로 간단하게 소개합니다.

암을 일으키는 바이러스의 발암유전자처럼 애초부터 망나니 유전자가 있기는 하지만, 한편 인간의 체내에는 정상유전자가 방사선이나 지나치게 많은 활성산소에 의하여 변이를 일으켜서 발암유전자로 변화하는 것도 많습니다. 이렇게 평상시에는 정상이다가도 발암유전자로 변화할 수 있는 정상유전자를 '암원유전자(癌原遺傳子, Proto-oncogene)'라고 합니다.

체내 세포의 활성화에서 가장 중심인 티록신키나아제는 '사크·패밀리·티록신키나아제'라고 하여 암원유전자로서 최근 주목받고 있습니다. 이것은 평상시에는 신체의 각 세포의 활성화를 위하여 중요한 역할을 하고 있지만 대량의 활성산소에 잠기게 된다든지(변이를 유발한다) 수면부족, 과로, 스트레스 등으로 신체의 균형이 지속적으로 무너지면 암유전자로 돌변하여 활약할 위험성을 가지고 있습니다.

9 암 극복의 희망과 그 전망

이미 설명했듯이 최근의 분자생물학의 눈부신 발전에 따라서 유전자 차원의 연구에서 암의 발생 및 우리 신체의 암억제기구에 관하여 어느 정도 핵심에 가까운 메커니즘을 알 수 있게 되었습니다. 그런데 암에 대한 유전자의 변화를 생각할 때 반드시 등장하는 것이 바이러스입니다. 앞에서도 설명했지만, 자궁경암은 그 원인이 되는 발암바이러스(사람에게 사마귀를 일으키는 HPV라는 바이러스)와 발암바이러스 가운데 암을 발생시키는 바이러스 구성부분(HPV에서는 16형·18형의 1+PV의 E6·E7 regin……그림 9 및 그림 18)의 유전자까지도 해명되어 있습니다.

자궁경암 이외의 암으로서 명백히 바이러스에 의하여 암이 야기된다고 밝혀져 있는 것은 레트로(retro)바이러스인데 이것이 사람의 림프구에 감염되어 유전자를 변화시킴으로써 성인T세포백혈병이나 에이즈를 일으킨다고 전문가들은 밝히고 있습니다.

현재까지 발암에 직접 관계되는 바이러스라고 분명히 알려져 있는 것은 HPV(human papillom virus)와 레트로바이러스 두 종류입니다. 앞에서도 설명했듯이, 거의 대부분의 암은 그것이 어떤 바이러스에 의한 것인지 아직 모르고 있지만, 자궁경암의 HPV나 성인T세포백혈병의 레트로바이러스처럼, 최근의 바이러스학과 분자생물학의 진보에 힘입어 가까운 장래에 그 원인이 되는 바이러스를 알 수 있게 될 것입니다. 암의 원인은 바이러스라는 것, 나아가서는 현재 밝혀져 있는 자궁경암처럼 장차 그 원인이 되는 바이러스의 유전자 DNA구조까지 해명됨으로써 위나 장이나 폐의 성인병 검진을 할 때에 그 발암유전자를 검색해냄으로써 "당신은 20년 후에 위암(혹은 대장암)에 걸리게 됩니다"라는 예지(豫知)가 가능할 시대가 오는 것은 그렇게

248

먼 장래가 아닐 것입니다.

그렇다면 ① 그와 같이 무서운 바이러스에 대한 우리 신체의 방어
능력은 도대체 어떻게 되어 있을까? ② 어떻게 하면 암을 일으키는
무서운 바이러스 감염에 걸리지 않고 지낼 수 있을까? ③ 만약, 발암
바이러스 감염의 선고를 검진에서 받았을 때, 어떻게 하면 앞으로 암
발생을 모면할 수 있을까? 등에 관하여 설명하고 끝마치고자 합니다.

1. 암 바이러스는 어떻게 해서 체내에 침입하는가?
(1) 체력의 저하와 바이러스 감염

지금까지 설명했듯이, 바이러스가 유전자는 가지고 있으나, 자기가
자라면서 성장해가야 할 모체인 세포를 갖고 있지 않으므로 동·식물
이나 인간에게 기생하여 그 세포를 이용하여 증식합니다. 일반적으로
바이러스의 감염이라고 하면, 모든 사람이 감기에 걸렸을 때 경험하
듯이 누구나 걸리는 것은 아닙니다. 내가 거듭 강조하고 있듯이 수면
부족, 과로, 스트레스(제5장 참조)에 의하여 세포의 신진대사가 저하
되었을 때, 즉 신체의 컨디션이 나빠서 세포의 활력이 둔화되고 있을
때 바이러스가 침입·감염되며, 이러한 사람을 숙주로 삼아서 증식,
그 힘을 발휘하게 됩니다. 따라서 충분한 수면을 취하고, 고른 영양
을 섭취하고, 신체 각 세포의 신진대사가 활발해지면 바이러스는 숙
주의 세포에 발 붙일 수 없게 되어 스스로 체내에서 나가게 됩니다.

일반적으로, 면역력이라고 하여 인간의 체내에는 침입한 바이러스
를 박멸하는 힘이 있는데, 이것은 제5장에서 설명했듯이, 주로 림프
구의 T세포가 이 일을 담당하고 있습니다. 침입바이러스에 대한 저
항력(면역력)이 약해지면, 즉 T세포의 활력이 저하하면 바이러스의
감염이 쉬워진다고 알려져 있지만, 이것 역시 특수한 상태나 체력에

관련되기는 하지만, 일반적으로는 수면부족·스트레스에 의한 체력의 저하가 그 원인이 되는 경우가 많습니다. 바이러스 질병의 대표라고 할 감기를 예로 들면, 감기가 유행해도 이것에 걸리는 사람과 걸리지 않는 사람이 있듯이, 충분한 수면을 취하여 자기관리를 잘 하는 사람은 바이러스가 체내에서 살 수 없어, 앓지 않거나 감기에 걸려도 곧 낫습니다. 또 최근의 암의 연구에서 알려져 있듯이, 암에 대한 방어능인 암억제단백인 RB, P53단백 역시 그림 9에 표시했듯이, 수면부족, 과로, 스트레스로부터 오는 컨디션의 불균형이 중요한 이 단백의 힘이나 양을 저하시킴으로써 발암으로 이어지게 됩니다.

(2) 바이러스에 대한 배리어가 문제였다

아직 학문적으로 증명되었거나 정설로 되어 있지는 않지만, 그리고 나의 현재 또는 장차 가장 중점을 두고 있는 연구과제의 하나이기도 하지만, 좀더 직접적인 바이러스에 대한 저항력 혹은 방파제가 되는 것이라고 보는 것으로는 바이러스에 대한 배리어(barrier, 방벽)라는 것이 있습니다.[53] 인간이나 동물은 모두 각자의 세포에 바이러스에 대한 배리어를 가지고 있습니다. 그 배리어가 손상된다든지, 파괴되었을 때 바이러스는 체내에 감염되고 침입해옵니다. 배리어가 손상되고 파괴되는 것은 신체의 컨디션이 무너졌을 때라든가, T세포의 활력이 저하되었을 때 일어나지만, 그 이외에도 직접 화학적, 물리적 요인에 의하여 일어날 수도 있으며, 또 그렇다고 해서 그것은 조금도 이상한 일이 아닙니다.

바이러스에 대한 배리어가 직접 화학적, 물리적으로 손상을 입는

---

53) 이것은 좁은 의미에서는 "바이러스에 대한 면역"이라는 말로 표현되고 있으나, 물론 바이러스에 대한 방파제에는 T-세포를 주체로 하는 면역도 포함되지만, 나는 좀더 폭넓은 방어기구가 생체에 존재한다고 생각합니다.

원인으로 등장하게 되는 것이 바로 내가 십여 년 동안 연구해온 활성산소입니다. 우선 그 예로서 여러분은 적당한 자외선은 적정량의 활성산소를 발생시켜서 소독·살균에 도움을 준다는 사실을 잘 알고 계십니다. 그러나 프레온가스나 탄산가스에 의하여 오존층이 파괴되었을 때에는 필요 이상의 자외선이 조사(照射)되어 결과적으로 대량의 활성산소가 발생하고, 그것이 우리 피부에 기미·주근깨 나아가서는 피부암을 발생시키게 됩니다. 이것은 내가 거듭하여 강조하고 있는 문제입니다.

(3) 활성산소가 배리어를 파괴한다

자외선이 지상에 조사되어 발생하는 활성산소가 바이러스의 배리어와 크게 관계가 있다는 증거가 되는 재미있는 이야기를 하겠습니다. 사진 29·30에서 알 수 있듯이, 해수욕을 하였을 때 자외선을 직접 받은 피부와 수영복을 입어 자외선이 차단된 피부를 비교하면(이것은 어린이의 사진이고 이 아이는 해수욕을 한 후 우연히 수포창(水疱瘡, 水痘에 걸릴 것입니다만), 사진에서 알 수 있듯이, 바이러스가 원인인 작은 수포는 수영복을 입고 있었던 부분을 피하여 자외선이 조사된 부분에만 발생하고 있습니다. 사진 31·32·33은 화상을 입은 다음에 바이러스에 의한 물집이 생긴 것이지만 이 아기의 작은 수포는 화상을 입은 부분에만 발생하고 있습니다. 야기 구니오(八木國夫)[54] 선생과 나의 의학논문에서도 거듭 보고되었습니다만, 화상을 입은 부분은 활성산소 및 그것과 유사한 과산화지질이 대량으로 생긴다는 사실을 알고 있는 터라, 해수욕에서 자외선 조사나 화상을 입은 상처에서 대량으로 발생한 활성산소나 과산화지질이 바이러스에 대항할 피부의 배리어를 파괴시킨 탓에 그 부위에 바이러스가 쉽게 침입한 것을 이

---

54) 일본에서만 아니라, 세계적인 과산화지질 연구의 대가임.

사진들은 보여주고 있습니다.

이들 사진에서 알 수 있듯이, 활성산소 혹은 그 유사물질인 과산화지질에 의하여 바이러스를 막을 배리어가 손상되고 파괴됨으로써 바이러스의 침입·감염이 쉽게 이루어지고 있습니다.

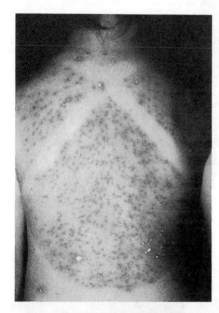

사진 29.
자외선을 쪼인
부분에만 발생한
수포

사진 30.
수포를 근접
촬영한 사진

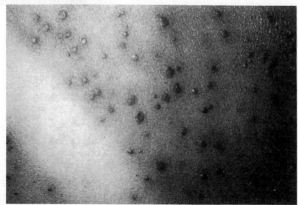

252

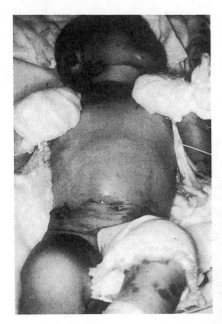

사진 31
화상을 입은 후 바이러스
에 의하여 물사마귀(水疱)
가 발생

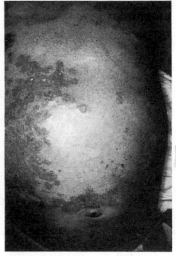

사진 32.
화상을 입은 피부 부분에
만 물사마귀가 발생하고
있음을 알 수 있다.

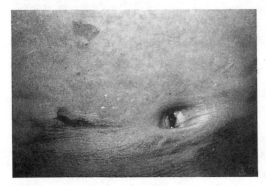

사진 33.
화상을 입은 부분
에 대량으로 발생
한 활성산소, 과
산화지질은 바이
러스를 막을 배리
어가 파괴된 탓으
로 생각된다.

(4) 발암바이러스 감염을 돕고 있는 현대인의 생활환경

나의 논문이나 저서에서 거듭거듭 강조하였고 또 표 2에 표시했듯이, 최근 점차 더 악화 일로를 걷고 있는 환경오염은 오존층의 파괴에 의한 자외선의 증가를 비롯하여 대량의 활성산소를 발생시키는 많은 환경오염물질을 낳고 있습니다. 그러므로 우리의 신체는 과잉활성산소로부터 자신을 지키라고 신이 주신 SOD의 분량만으로는 부족하게 되어 있습니다.[55]

그 결과 표 8에 표시했듯이 성인병·암을 비롯한 여러 질병이 수없이 발생하기 쉽게 되어 있습니다. 또한 현대인의 생활양식의 변화·악화·수면부족·과로·스트레스의 연속이 정상 세포의 신진대사와 활력의 저하를 초래하게 되는데 이렇게 되면 침입한 바이러스를 몸 밖으로 배출할 체력이 달려 성인병·교원병·난치병 등이 수없이 발생됩니다.

그래서 나는 여기에 환경오염에 의한 바이러스의 배리어 파괴설을 새로이 제기하게 된 것입니다. 이미 알려진 많은 난치병 외에도 환경오염물질로 인한 대량의 활성산소로 말미암아 바이러스를 막는 체내의 배리어가 파괴됩니다. 그렇게 되면 바이러스는 더욱 쉽게 침입하게 되면서 림프구를 비롯한 체내 세포에는 바이러스가 지니고 있는 발암유전자가 뿌리를 내리게 됩니다. 이렇게 해서 암·성인T세포백혈병(에이즈)이 증가하게 됩니다. 이미 설명한 바 있는 전암증상(前癌症狀)인 중증 아토피성피부염 등의 격증·중증화 현상 역시 이로 인하여 초래되는 것으로 생각됩니다. 이상과 같은 나의 새로운 '환경오염→활성산소의 대량 발생→바이러스 방비용 배리어의 파괴→바이러스가 유전자에게 주는 영향→암·(난치병)의 중증화와 격증'이라는 도식은 그림 21에 자세히 표시되어 있습니다.

---

[55] 《本音で語る醫療と健康》(牧羊社, 1990) ; 《水―いのちと健康の科學》(ビジネス社, 1992) ; 《激增活性酸素が死を招く》(日本テレビ, 1994) 등을 참조.

표 8. 활성산소의 증가로 인하여 생기는 질병

(1) 뇌·심혈관계
 • 동맥경화·중풍(뇌출혈·뇌혈전·뇌경색)
 • 협심증·심근경색
(2) 성인병·노화현상
 • 백내장·기미·주근깨·주름
(3) 교원병·난치병
 • SIE(전신성홍반성낭창), 피부근염(다발성근염), 결절성동맥주위염, 만성관절류마티스,
  PSS(전신성진행성경화증), 특발성폐경화증, 베체트병, 가와사키병, 듀링씨포진상
 피부염
(4) 악성종양
 • 고형암, 악성림프종양, 각종 육종, 백혈병
(5) 기타
 • 당뇨병 간염, 신장염, 위궤양의 일부, 장관궤양(궤양성대장염, 쿠론병, 베체트병의
 장관형), 피부케토이드, 일광피부염, 아토피성피부염, 피부궤양)

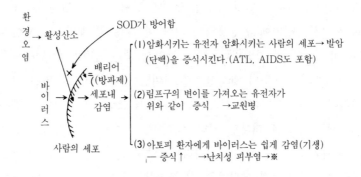

환
경 → 활성산소   SOD가 방어함
오
염
          (1)암화시키는 유전자 암화시키는 사람의 세포→ 발암
         배리어   (단백)을 증식시킨다.(ATL, AIDS도 포함)
바   ((방파제))
이 → 세포내 → (2)림프구의 변이를 가져오는 유전자가
러   감염   위와 같이 증식 →교원병
스
              (3)아토피 환자에게 바이러스는 쉽게 감염(기생)
    사람의 세포 ┌ 증식↑ →난치성 피부염→※

       ※→바이러스의 →전암증상(前癌症狀)→발암?
        암유전자의 증식

◉ 배리어를 손상시켜 파괴하고 바이러스가 체내에 감염되는 것을 쉽게 하는 물질은 환경
 오염에서 발생하는 다량의 활성산소인데, 그것을 방지하는 물질은 뛰어난 항산화제
 (SOD 등)이다.
◉ 1994~1995년의 유행성 감기(의 바이러스)는 모처럼 공들여 치료하고 있던 많은 말기
 암 환자, 중증 아토피 환자를 재발, 악화, 사망하게 하였다.

그림 21. 바이러스 유전자와 암 · 교원병 · 중증아토피

(5) 환경오염은 바이러스의 힘을 증강시키고 중증암과 난치병을 격증시킨다

나는 매일 중증의 교원병 환자나 중기·말기의 암 환자를 몇백 명씩 필사적으로 진료, 치료하면서 최근 통감하는 바인데, 중증 교원병 역시 그 환자 수가 대단히 늘어났고, 그 증상이 옛날에 비하면 중증화하고 있으며, 사용하는 스테로이드의 분량도 예전보다 훨씬 많아졌습니다. 그러면서도 잘 치료가 되지 않고, 또 부작용이 강해 악명 높은 스테로이드를 원자폭탄처럼 쓰면서 거기에 다시 주사하는 '펄스요법'으로도 시원치 않자, 뒤따라서 무서운 항암제 주사를 놓고 있는 예가 유명 종합병원에서까지 흔합니다. 그러한 중증 환자들이 나의 치료를 받고자 많이 찾아옵니다. 이러한 현상은, 독한 약을 대량으로 쓰는 의사를 나무라기에 앞서 병 그 자체가 악질화되어 독한 약을 써도 다소의 진전조차 없다는 데에 문제가 있습니다.

그 원인이란, (이 책에서는 암에 관한 설명을 하고 있으므로 그에 관한 자세한 내용은 생략하겠으나) 최근의 유전자 연구로는, 교원병 역시 바이러스 감염에 의한 체내의 유전자 변화 때문이라는 것입니다. 암의 격증·재발·전이하는 환자의 증가 역시 바이러스의 감염으로 암이 야기된다는 점으로 보아 당연히 교원병과 동일하다 하겠습니다.

즉 환경오염이 점차 심화되면서 생체의 바이러스를 막는 배리어의 파괴가 심화·고도화되어 중증 교원병이나 암의 증가가 초래되고 있는 것입니다. 여기에서, 바이러스 감염과 교원병·암과의 관계를 직접 입증할 만한 경험을 금년 겨울에 수없이 하였기에 두세 가지 소개하겠습니다.

한 사람은 폐경화(肺硬化)에 호흡곤란까지 초래하게 된 악성관절류마티스 환자(58세의 여성)였는데, 나의 병원에 지난 가을에 입원, 복용해 오던 스테로이드를 서서히 감소시키다가 급기야 중지시키는 데 성공하여 나의 자연회귀 치료법으로 잘 콘트롤할 수 있었습니다. 그

256

런데 금년 1월, 그녀는 감기에 걸렸습니다. 이 감기는 대단히 악성이어서 좀처럼 호전되지 않자 류마티스가 재발하고 전신관절통(全身關節痛)을 비롯하여 폐경화까지 악화되어버린 쓴 경험을 하였습니다.

또 한 사람은, 암 환자로서 뼈·폐에까지 전이한 유방암 환자(38세의 여성)와 43세의 위암 말기로 스키르스[56]라는 수술불능의 중증 환자(37세의 여성)였는데, 제 6 장에서 소개한 BG-104의 내복과 성분요요법과 천강석의 샌드 배스에다가 식사요법으로 잘 개선되어 퇴원 직전에 있었으나, 이 여성들 또한 겨울 감기에 걸려서 좀처럼 낫지 않고 발열(發熱)과 해소를 반복, 몇 주를 지나서야 겨우 감기가 다소 좋아졌다 싶었을 때 유방암과 위암이 재발하여 유방암 환자는 3개월 후에 사망했고, 위암 환자는 간신히 생명은 구하였으나 거의 식물인간이 되고 말았습니다.

이와 같은 예에서 알 수 있듯이, 최근의 바이러스 감염에 의한 병, 즉 인플루엔자에 의한 감기는 옛날과 달라서 그 정도가 심하고 잘 낫지도 않는다는 점이 특징인데, 그 원인은 역시 환경오염물질로 말미암아 그 양이 증가한 활성산소가 바이러스를 막을 세포의 배리어를 파손시킴으로써 발암바이러스나 교원병의 원인 바이러스가 체내에서 제멋대로 활동하는 탓이라고 생각됩니다. 따라서 그 바이러스가 겨우 호전(好轉)된 교원병이나 암을 재발·악화시켰다고 생각됩니다. 생각해 볼수록, 20세기 말은 정말 무서운 시대입니다.

옛날부터 '감기는 만병의 근원'이라고 하였는데, 이 말은 옛부터 경험적으로 전해오고 있지만 감기를 가져오는 바이러스는 만병의 원인이라는 사실이 현대의학에 의해서 과학적으로 증명된 것입니다.

---

56) scirrhous carcinoma(硬化癌)

2. 발암바이러스로부터 몸을 지키기 위한 지혜 - 좋은 SOD제제를

암의 발생으로부터 우리의 신체를 지키기 위하여서는 물론 활성산
소를 발생시키는 환경오염을 줄이고 또한 없애는 일이 근본이지만
이것은 내가 아무리 목청을 높여 경고한들 어찌 할 수 없는 문제입
니다. 이제 지구의 오염은 더욱 악화일로에 있습니다.

그래서 오염물질에 의하여 발생하는 활성산소를 우리들의 신체에
서 제거, 소거해 주는 항산화제인 SOD라든지 저분자(低分子)의 항산
화제가 주목 받게 됩니다. SOD의 주사에 관하여서는 나의 저서[57]를
읽고 저분자 항산화제에 관하여서는 제 6 장 2.에서 자세히 설명한
바 있으며, 내가 온갖 정성으로 오랜 세월에 걸쳐서 개발한 우수한
천연SOD작용식품인 경구항산화제(經口抗酸化劑)가 있습니다. 암 치
료에 직접적 개선제(改善劑)는 아니나, 환경오염의 악화에 암·교원병
의 격증·중증화를 방지하기 위하여서는 신께서 주신 체내의 SOD의
힘만으로는 더욱 열악해지는 환경오염에서 발생되는 활성산소에 대
항할 수가 없게 되었습니다. 현실은 이것을 어떻게 해서든지 콘트롤
해 나가지 않으면 안 되게 되어 있습니다. 결국 이 환경오염에 의하
여 증산되는 활성산소, 그리고 바이러스를 막아야 할 체내의 배리어
가 파괴되고 그로 인하여 발암바이러스의 체내에의 침입·횡포발호가
용이해지고 미연에 방지하자면 우수하고 실제로 효과가 있는 SOD제
제·항산화제를 섭취함으로써 암으로부터 우리의 건강을 지켜나가야
한다는 결론입니다.

이 책은 암치료의 실제상황에서부터 시작하여 부작용이 없는 유효

---

57) 《激增活性酸素が死を招く》(日本テレビ, 1994).

258

한 치료방법을 소개하였고, 암의 원인을 활성산소를 비롯하여 여러 가지 고전적 사고방식과 최신의 유전자 차원에서 해설하였으나, 결국 암으로부터 우리의 신체를 지키기 위해서는, 바이러스를 막아야 할 배리어를 파괴하고 발암바이러스의 침입을 용이하게 하는 활성산소, 환경오염으로부터 대량으로 발생하는 이물질을 효과적으로 제거하는 천연원료의 SOD작용식품(SOD作用食品, SOD-like products)의 개발 과 그 섭취가 중요한 문제로 등장하게 됩니다.

나는 앞에서 이미 설명했듯이, 아직 학설로서는 발표한 바가 없고, 정설로도 뿌리내리고 있지 않으나, 임상경험이나 오랜 생화학 연구생 활에서 바이러스에 대한 활성산소의 배리어 파괴설을 피부로 느끼고 있으며, 지금도 이 과제에 관한 실험을 계속하고 있고, 또 금후 몇 년이 걸리더라도 실험을 거듭하면 마침내 증명이 가능하리라고 믿고 있습니다.

3. 20년 후에 발암할 것이라는 통보를 받고는 어떻게 할 것인가

자궁경암·성인T세포백혈병 등에서는 이미 발암바이러스가 증명되 어 있고, 또 그 바이러스가 암을 실제로 일으키는 구성성분인 발암유 전자까지도 명백하게 밝혀졌습니다. 최첨단 의학검사로 두 종류의 발 암바이러스의 발암유전자를 검출해냄으로써 20년 후에 암에 걸릴 것 인가의 여부를 확실하게 예고할 수 있게 되었습니다. 분자생물학의 눈부신 진보는 가까운 장래에 그 이외의 많은 암에 관한 발암바이러 스가 증명될 것이고, 따라서 개개의 발암유전자를 알 수 있게 되어 각종 암의 발생여부를 예고할 수 있는 날이 올 것입니다.

이와 같이, 발암유전자가 체내에 정착하여, 장차 암을 일으킬 것이라는 사실을 알게 되었을 때, 수수방관으로 "앉아서 암을 기다릴 뿐"
의 절망에서 벗어날 수가 있습니다. 누차 설명한 바 있지만 여러분은
평소의 생활양식이나 자기관리, 즉 충분한 수면, 올바른 식사, 적당
한 운동, 불필요한 과로와 스트레스를 피하는 것, 이 4가지 원칙을
명심하면서 실제로 실행한다면, 우선 바이러스에 대한 고전적(古典
的) 방어능, 즉 식세포·림프구의 활동이 더욱 활발해져서 침입한 바
이러스를 박멸할 수 있으며, 또 뇌하수체시상하부(腦下垂體視床下部)
에서 각 장기·조직에 내리는 지령이 순조로와짐으로써, 체내의 각 조
직 세포의 신진대사가 활발하게 되어 기생한 바이러스는 몸 밖으로
자연스럽게 배설됩니다. 수면부족·과로·스트레스를 피하게 되면 간접
적으로 체내의 암억제단백이나 사이토카인을 비롯한 기타 각 효소의
작용을 더욱 활성화시키게 되어 암의 방지·예방에 도움이 됩니다.

현대인은 현대의학을 과대평가함으로써 "약만 먹으면 병은 낫는다"
라는 생각으로 열심히 약을 먹을 뿐, 조금도 자기양생(自己養生)은 안
합니다. 이것이 최근 약품공해를 가져오는 가장 큰 원인이라고 나는
재삼 경고하는 바입니다.

여러분! 첫째도 건강관리, 둘째도 건강관리 그리고 셋째가 약이라
는 생활원칙만이 암으로부터 제 몸을 지키고 예방하는 방법임을 깊
이 명심하고 건전한 일상생활을 해나가기 바랍니다.

4. 현대 의학의 진보는 암 극복을 가능케 할 것인가

이미 앞에서 현대 의학의 최첨단에서 암 해명의 현상을 쉽게 소개
하였는데, 발암 메커니즘이 세포의 유전자 차원에서 명백해지고 이렇
게 명백해진 유전자 레벨에서의 발암경과를 포착하여 바로 그곳을

저지, 개량한다면 암은 생기지 않을 뿐더러 치유가 가능하다는 희망이 있습니다. 예를 들면 자궁경암이나 일부의 피부암을 일으키는 바이러스가 알려져 있고, 더구나 그 바이러스가 체내에서 암을 일으키는 유전자 배열까지도 밝혀져 있습니다. 그러므로, HPV바이러스를 예로 들면, 발암유전자인 E6·E7유전자를 과학적으로 녹여 없앨 약 (예컨대 E6·E7의 항체를 만들어서 환자에게 주사하는 것)을 개발하는 것도 발암예방의 한 수단이라고 생각합니다.

HPV바이러스 외에는 아직 발암바이러스가 명백히 되어 있지 않으나, 그래도 암을 억제하는 RB·P53 혹은 Cip1 암억제단백유전자의 존재가 많은 발암을 저지한다는 사실이 밝혀져 있는 마당에 이 RB·P53 혹은 Cip1을 증가시키거나 혹은 그 활력을 향상시키는 약품을 개발하는 것은 암치료에 크게 도움이 될 것이라고 생각합니다.

현재 사용되고 있는 인간의 정상 세포에 치명적 손상을 주는 원자폭탄 또는 독가스에서 응용한 방사선요법이나 항암제보다는 훨씬 우수하고 과학적이며 요령 있는 치료약이 현대의학의 진보로 개발될 가능성이 있다고 생각합니다.

다만 화학약품의 나쁜 점은 하나의 세포의 활동, 혹은 단백의 활동을 억제하려면 결국 전부를 억제하게 되고 하나를 상승시키려면 몸 전체의 기능을 상승시켜 버리게 되어 상승시켜서는 안 될 기능까지도 상승시켜 버립니다. 이 하나의 세포 혹은 하나의 단백의 기능을 선택적으로 목표하여 조작할 수 없는 현대의학이, 어떻게 이러한 자기모순을 해결할 것인가의 문제가 바로 과학이 장차 암을 정복할 수 있을 것이냐의 기로라고 생각합니다.

최근 선천적 유전자의 결함에서 온 난치병·희기병의 치료법으로서 바이러스의 유전자 조직을 바꾸고, 바이러스가 인간에게 무해하도록 약화시키거나 해독하여서 그것을 환자에게 주입하여 환자의 유전자

와 혼합시켜서 잘못된 유전자를 정상화시켜보자는 시도가 유전자치
료법으로 각광을 받기 시작하고 있습니다. 암의 치료와 예방도 이 유
전자의 조직변경이라는 방법에 의존하는 시대가 머지않아 도래할 가
능성이 있습니다. 그러나 이렇게 되면 유전자치료의 진보에 따라 인
간의 성격이나 기능까지도 바꿀 수 있게 될 것이고, 그것은 인간의
윤리적 문제로 비약되어 커다란 반대론에 직면하게 될 수도 있을 것
입니다.

　나의 연구소에서도 난치성반복성중증 아토피성 환자에게서 자궁경
암에서 볼 수 있는 바와 같은 발암유전자가 발병 20년 전에 증명될
수 있다는 사실을 보고한 바 있습니다. 더욱이 금후 암 환자를 수술
할 때 장기(臟器)의 절제편(切除片)을 연구실에서 암병소(癌病巢)의 발
암억제단백인 RB·P53 또는 Cip 1단백의 분량을 측정하여 이 환자
의 예후(豫後) 상태를 판정을 가능하게 하려고 합니다.[58] 또 제6장
에서는 내가 개발한 천연의 부작용 없는 제암제 BG-104의 효과에
대하여 소개하였는데, 이 BG-104가 HPV바이러스 E6·E7에 어떠한
작용을 하는가, 또 일반 암 환자의 암억제 단백인 RB·P53·Cip 1에
어떠한 작용을 하는가를 해명하는 일이 나의 연구소에 부과된 큰 과
제라고 생각하고 있습니다.

　이상 설명한 바와 같이 어떤 종류의 암은 그것을 발생시키는 바이
러스 구성부분의 유전자 배열까지 명백하게 밝혀냈으며, 그것을 조사
함으로써 20년 후의 암발생을 예지하게 되었습니다. 또 교원병을 포
함하여 암이나 난치병의 태반이 발암 바이러스 혹은 바이러스가 그

---

58) 수술 환자의 암조직을 가지고 와서 그 속에 암억제 단백이 충분히 있다면 이 환
　　자는 오래 살수가 있고, 감소해 있으면 앞으로 얼마 살 수도 없거나 대단히 위험
　　한 상태에 있다고 판정할 수 있다.

발병의 원인이며, 또 많은 암조직에서 암을 억제하는 중요한 암억제 단백의 측정이 가능하게 되었다는 사실은 매우 고무적인 업적입니다. 발암 메커니즘이 세포를 구성하는 가장 근본인 유전자 부분에 메스가 가하여지게 됨으로써 세포의 근본적인 구성면에서 발암 메커니즘이 밝혀져가고 있습니다. 바로 이 사실은 20세기 말엽에 인류의 의학이 획득한 획기적 예지(叡知)의 승리라고 하겠습니다. 나는 현대의학의 최첨단이 한층 더 발전할 것을 기원하며, 나도 자연회귀를 기본으로 하는 니와요법을 더욱 추진, 향상시켜 계속해서 꾸준한 생화학 실험·분자생물학·유전자 연구와 더불어 발암 메커니즘의 해명,[59] 암 치료에 꼭 첨가시켜야 할 물질의 연구와 개발에 더욱 힘을 기울이고, 인류가 그 혜택을 향유할 수 있는 과학면의 연구를 부단한 노력을 기울여 계속하여 나아갈 각오입니다.

---

59) 과잉된 활성산소가 세포 내의 바이러스 침입 방벽인 배리어를 파괴시키는 일.

펜을 놓으면서

이 책을 읽으신 독자께서는 암이란 과연 어떠한 것이냐? 항암제·방사선치료는 왜 부작용이 강하여 환자를 괴롭히는가? 과연 암은 고칠 수 없는 질병인가? 등에 관해서 얼마간 이해하였으리라고 믿습니다. 또한 이로써 암 환자를 돌보면서 마음 아파하고 계신 가족께서 직면하고 있는 여러 가지 고뇌를 어떻게 풀어나갈 것인가에 관해서도 다소는 힘이 되었으리라고 생각합니다.

또한 현재 건강을 유지하고 계신 분들께서도, "암은 어떻게 해서 발생하는 것인가?" "어째서 암 환자가 늘어만 가는가?" "암에 걸리지 않고 살아가려면 어떻게 해야 할 것인가?" 등의 문제에 대하여 쉽게 이해하였으리라 믿으며 그것이 앞으로의 생활지침이 되리라고 생각합니다. 그리고 오늘날의 의학발달이 암 극복을 목표로 하여 전진하고 있다는 사실을 아시고 한 줄기의 밝은 희망을 갖게 되었으리라고도 믿습니다.

이 책을 마치면서, 11년 전에 백혈병으로 고생고생하다가 하늘나라로 간 사랑스러운 아들과의 슬픈 결별을 잠시라도 잊을 수 없었던 나는, 이제 다시 의사로서, 아버지로서, 또한 피가 통하는 인간으로서 겪은 아들과 사별한 데 따르는 슬픔, 말기암을 고통 속에서 이겨나가던 아들에 부치는 비통한 기도를 다시 한번 뇌리에 떠올립니다.

그리고 또한 늘 기억에서 지울 수 없는 같은 운명으로 꼭 같은 고통 속에서 유명(幽明)을 달리한 과거의 환자 여러분과 그 가족에게, 내심으로는 암이란 결국 고통 속에서 죽어가는 것이라고 담담하고도 냉정하게 대해 온 나의 죄책에 대하여 깊이 참회하고 사죄하면서, 먼저 보낸 내 자식과, 주치의인 나를 신주같이 믿고 있다가 돌아간 많은 암 환자 여러분의 명복을 충심으로 비는 바입니다.

그리하여 과학에 뿌리를 둔 나의 자연회귀의 치료법과 발암유전자의 연구가 신의 가호와 하늘나라의 내 자식이나 환자 여러분의 지원으로 한층 더 큰 발전을 이룩함으로써 지금 이 불행한 질병으로 시달리고 있는 많은 환자가 겪는 고통과 절망감 및 11년 전에 단장(斷腸)의 슬픔 속에서 이별한 내 자식에 대한 슬픔이 독자 여러분에게 생기지 않기를 거듭거듭 기원하면서 펜을 놓습니다.

1995년 8월
니와 유키에

참고문헌

(1) 저자의 암과 천연의 제암제, BG—104 관계

丹羽靭負：漢方藥BG-102, 103, 104劑の藥理作用機序—特に白血球細胞燐脂質酵素活性および活性酸素に及ぼす抗炎症作用—. 炎症, 7卷, 367～375頁, 1987年.

Niwa Y, et al.：Detection of oncogene of E6 and E7 regions of HPV—16, 18 types in some of most severe and treatment resistant atopic dermatitis. Arch. Dermatol., in press, 1996.

丹羽靭負：BG-104の制癌效果. 第47回 日本癌學會總會, 1988年 9月, 東京.

丹羽靭負：new-BG-104のvitroとvivoでの制癌效果. 第49回 日本癌學會總會, 1990年 7月, 札幌.

丹羽靭負：放射線·化學療法未併用癌患者に對する natural product, new-BG 104の 乳癌, 胃癌患者に對する使用效果, 第29回 日本癌學會總會, 1991年 10月, 大阪.

丹羽靭負, 甲斐沼正, 三田積二, 伊丹仁朗, 橫路謙次郎：遠赤外線焙煎, 醱酵處理を施した牛黃, 食滑石, 大黃, 茯笭, 檳榔樹含有製劑 (BG‐104)のin vitro 及び再燃·轉移乳癌への制癌效果 應用藥理, 47卷, 465～477頁, 1994年.

丹羽靭負：重症反復性アトピー性皮膚炎患者皮膚組織に檢出された 18型, E 7 の HPV, 第33回 日本癌治療學會總會, 1995年 9月, 札幌.

丹羽靭負：重症反復性アトピー性皮膚炎患者皮膚組織に檢出された 16, 18型, E 6, E 7 のHPV, 第45回 日本アレルギー學會總會, 1995年 10月, 千葉.

(2) 저자 이외의 BG—104 관계

有森茂, 野崎宏幸, 市村香, 野口麻美子：CD 4 リンパ球減少HIV抗體陽性血友病Aに對するBG-104の效果, 醫學と生物學, 121 卷, 179～181頁, 1990年.

Pronai L, Arimori S, Nakazawa H：Superoxide scavenging activity of BG—104 before and after sonication-determined by ESR spin trapping method, Biotherapy, 2：63～68, 1990.

Pronai L, Arimori S：BG-104 enhances the decreased plasma superoxide scavenging activity in patients with Behçet's disease, Sjögren's syndrome or hematological malignancy, Biotherapy, 3：365～371, 1991.

266

Arimori S, Nozaki H, Morita K, Arimori K : Case Report : The effect of a Cinese herbal medicine, BG-104 in two HIV positive hemophiliacs, Biotherapy, 7 : 55~57, 1994.

(3) 저자의 활성산소 관계

一般讀者用

丹羽靭負：本音で語る醫療と健康, 牧羊社, 東京, 1990年.
丹羽靭負：水─いのちと健康の科學, ビジネス社, 東京, 1992年.
丹羽靭負：アトピーがぐんぐん良くなる本, 日本テレビ出版部, 東京, 1994年.
丹羽靭負：激増活性酸素が死を招く, 日本テレビ出版部, 東京, 1994.

學術用

丹羽靭負：S H 化合物のoxygen intermediatesのauto-oxidative damageに及ぼす作用機序について…Catalytic scavengersの類似の作用に關する研究, 臨床免疫, 12 卷, 573~581頁, 1980年.
丹羽靭負：Catalytic scavengersの酸素中間産物除去作用によるライソゾーム酵素分泌と貪食能への影響…dose response sutdyによる酸素中間産物處理への新しいpathwayの檢討, アレルギー, 29 卷, 236~242頁, 1980年.
丹羽靭負：Stimulated Neutrophilsにより増加した oxygen intermediatesによる auto-oxidative damageの紹介…negative feedback influenceにより低下した lysosomal enzymes分泌に對するscavengersの影響を中心に, 日血會誌, 44卷, 582~589頁, 1981年.
丹羽靭負, 石本浩市, 三宅晋, 坂根剛, 神宮政男, 横山三男：Behçet病患者にみられる Auto-oxidative damageについて, 増加した活性酸素生産能の測定と内皮細胞障害性に關する實驗, アレルギー, 30 卷, 883~892頁, 1981年.
丹羽靭負, 石本浩市, 三宅晋, 筒井功, 筒井大八, 横山三男：Systemic lupus erythematosus(SLE) およびBehçet病などの疾患患者好中球にみられる活性酸素よびアイソゾーム酵素生産分泌能に關する研究, 日内會誌, 70卷, 1236 ~1248頁, 1981年.
丹羽靭負, 石本浩市, 坂根剛, 神宮政男：Rheumatoid arthritis (RA) 患者關節液の stimulated neutrophilsのもたらすリンパ球および組織に對するauto-oxidative damageについて, 日内會誌, 71 卷, 1371~1375頁, 1982年.

丹羽靭負，　前田正人：Dapsoneの藥用作用に關する研究，　Colchicine及びCatalytic Scavengersの活性酸素減産作用との比較について，アレルギー，31 卷，1048〜1055頁，1982年．

丹羽靭負，坂根剛：シンポジウム I.Behçet病患者好中球により增加生産された活性酸素による內皮細胞障害に關する電顯的考察．厚生省特定疾患ベーチェツト病調査研究班 昭和 56年度研究業績集，8〜11頁，1982年．

丹羽靭負，　横山三男：活性化した好中球のauto-oxidative damageについて，　最新醫學，37卷，346〜355頁，1982年．

丹羽靭負，前田正人：免疫增强劑 (BCG, Picibanil, Levamisole) および丸山ワクチンの活性酸素生産能を中心とした好中球機能におよぼす影響について，アレルギー，32卷，61〜71頁，1983年．

丹羽靭負，筒井大八：喫煙による發癌素因の研究—好中球活性酸素生産能に亢進と，生體SOD活性適應性よりの檢討，最新醫學，38卷，1450〜1468頁，1983年．

丹羽靭負，尾崎元昭：Antileprotic Agents (Clofazimine) のらい患者食細胞に對する作用機序とらいの發生病理についての示唆，臨床血液，24卷，1039〜1048頁，1983年．

丹羽靭負，炎症と活性酸素，リウマチ，23卷，237〜253頁，1983年．

丹羽靭負，　三宅晋，　筒井功：好中球活性酸素生産能と生體superoxide dismutase (SOD) 活性の兩面よりみた疾患別組織障害性の檢討，炎症，4卷，208〜208頁，1984年．

丹羽靭負，柳田一朗，宗宮教壹：川崎病患者にみられる好中球機能亢進について—增産された活性酸素生産能と冠動脈障害の關連についての檢討—，　臨床血液，25卷，619〜626頁，1984年．

丹羽靭負，山本修二，前田正人：好中球活性酸素産生回復上昇能からみた末期癌患者に對するSSM (ヒト型結核菌體抽出物質)の延命効果，臨床血液，25卷，619〜626頁，1984年．

丹羽靭負，ベーチェット病の臨床と病理…激しい嘔吐で再燃し，neuro-Behçetの疑われた小兒 intestinal Behçetの一例，厚生省特定疾患ベーチェット病調査研究班 昭和 59年度研究業績集，46〜 52頁，1985年．

丹羽靭負，食細胞 (主として好中球)の機能檢査，《臨床檢査Mook No. 20, 關節リウマチの檢査》，金原出版，東京，139〜150頁，1985年．

丹羽靭負，シンポジウム4，ベーチェット病と活性酸素，厚生省特定疾患ベーチェット病調査研究班 昭和 60年度 研究業績集，23〜29頁，1986年．

丹羽靭負，自己免疫疾患と活性酸素，實驗醫學，4 卷，1108〜1115頁，1986年．

丹羽靭負，坂根剛：Behçet病患者リンパ球にみられる好中球 control systemの異常，

268

　　　　厚生省特定疾患ベーチェット病調査研究班　昭和　61年度研究業績集, 99～
　　　　110頁, 1987年.

丹羽靭負, Behçet病患者リンパ球分泌上清中にみられる好中球機能亢進因子について,
　　　　最新醫學, 43 巻, 294～303頁, 1988年.

丹羽靭負, 生體の酸素障害とその防御機構, モダンメディア, 34巻, 133～157頁, 1988
　　　　年.

丹羽靭負, 炎症性疾患と活性酸素, 代謝, 25 巻, 803～813頁, 1988年.

丹羽靭負, 赤松浩彦：基礎疾患と細菌感染症.　免疫不全と皮膚細菌感染症,《皮膚科
　　　　Mook No. 17, 細菌性皮膚疾患》, 金原出版, 東京, 233～244頁, 1990年.

丹羽靭負, (教育講演) 活性型SODとその臨床應用, 日本臨床痳醉學會誌, 11巻, 24～
　　　　26頁,　1991年.

丹羽靭負, 活性酸素と皮膚疾患およびSOD製劑による治療, 皮膚臨床, 34巻, 89～100
　　　　頁, 1992年.

丹羽靭負, アトピー性皮膚炎と過酸化脂質, <前編> 最近の病態變化と環境汚染の關
　　　　係, 食べもの文化, 3月號 (No.167), 32～37頁, 1992年.

丹羽靭負, アトピー性皮膚炎と過酸化脂質, <後編> 成人アトピー性皮膚炎患者の食
　　　　事療法と治療, 食べもの文化, 4月號 (No.168), 38～43頁, 1992年.

丹羽靭負, 飯澤理, 赤松浩彦, 重症成人アトピー性皮膚炎患者の血清脂質値および
　　　　SOD誘導能, 日皮會誌, 103巻, 117～126頁, 1993年.

Niwa Y, Sakane T：Auto-oxidative damage in Behçet's disease：Endothelial cell
　　　　damage following the elevated oxygen radicals. In Behçet's Disease.
　　　　Pathogenetic Mechanism and Clinical Feature,　University of Tokyo
　　　　Press, Tokyo, 1982.

Niwa Y, Miyake S, Sakane T, Shingu M, Yokoyama M：Auto-oxidative damage
　　　　in Behçet's disease-endothelial cell damage following the elevated
　　　　oxygen radicals generated by stimulated neutrophils. clin. Exp.
　　　　Immunol., 49：247～255, 1982.

Niwa Y, Sakane T, Shingu M, Yokoyama M：Effect of stimulated neutrophis
　　　　from the synovial fluid of patients with rheumatoid arthritis on
　　　　lymphocytes — a possible role of increased oxygen radicals generated by
　　　　the neutrophils. J. Clin. Immunol., 3：228～240, 1983

Niwa Y, Somiya K：Enhanced neutrophilic functions in mucocutaneous lymph
　　　　node syndrome, with special reference to the possible role of increased
　　　　oxygen intermediate generation in the pathogenesis of coronary
　　　　thromboarteritis,　J. Pediatr., 104：56～60, 1984.

Niwa Y, Sakane T, Shingu M,Yokoyama M : Role of stimulated neutrophils from patients with systemic lupus erythematosus in disturbed immunoreactivity, with special reference to increased oxygen internediates generated by the neutrophils, J. Clin. Lab, Immunol., 14 : 35~43, 1984.

Niwa Y, Sakane T, Miyachi Y : Dissociation of the inhibitory effect of dapsone on the generation of oxygen intermediates-in comparison with that of colchicine and various scavengers, Biochem, Phar-macol., 33 : 2355~2360, 1984.

Niwa Y, Sakane T, Miyachi Y, Kanoh T, Somiya K : Decrease in generation of reactive oxygen species by neutrophils from patients with infectious mononucleosis : Role of suppressor T Iymphocytes, Blood, 64 : 994~999, 1984.

Niwa Y, Sakane T, Miyachi Y, Ozaki M : Oxygen metabolism in phagocytes of leprotic patients : Enhanced endogenous superoxide dismutase activity and hydroxyl radical generation by clofazimine, J. Clin. Microbiol., 20 : 837~842, 1984.

Niwa Y, Sakane T, Taniguchi S : Phospholipid transmethylation in the membrane of human neutrophils and lymphocytes, Arch. Biochem. Biophys., 234 : 7~14, 1984.

Niwa Y, Sakane T, Yamamoto S, Kanoh T, Taniguchi S : Methyltransferase and phospholipase A2activity in membranes of neutrophils and lymphocytes from patients with bacterial and viral infections, Inflammation, 9 : 53~65, 1985.

Niwa Y, Neutrophil activation and their release of mediators from the cells. In Rheumatology-'85, Edited by Brooks PM, York JR. Excerpta Medica, Amsterdam, p. 51~56, 1985.

Niwa Y, Sakane T, Shingu M, Miyachi Y : Role of stimulated neutrophils from patients with systemic lupus erythematosus in tissue injury, with special reference to serum factors and increased active oxygen species generated by neutrophils, Inflammation, 9 : 163~172, 1985.

Niwa Y, Sakane T, Yokoyama M, Skosey JL, Miyachi Y : Reverse releationship between lysosomal-enzyme release and activeoxygen generation in stimulated human neutrophils, Mol. Immunol., 22 : 973~980, 1985.

Niwa Y, Sakane T, Somiya K, Miyachi : Decreased oxygen radical generation by neutrophils from patients with measles presumably owing to activation of suppressor T lymphocytes, J. Clin. Microbiol., 21 : 318~322, 1985.

Niwa Y, Sakane T, Shingu M, Yanagida I, Komura J, Miyachi Y : Neutorphil-generated activeoxygens in linear IgA bullous dermatosis, Arch. Dermatol., 121 : 73~78, 1985.

Niwa Y, Miyachi Y : Inhibitory effects of dapsone on enzymatic activities of membrane phospholipids in human blood cells, Arch. Dermatol. Res., 277 : 473~477, 1985.

Niwa Y, Sakane T, Ichikawa M, Kondo T, Taniguchi S : Phospholipid transmethylation and choline phosphotransferase in microsomal fraction of human diseased liver, J. Hepatol., 2 : 458~467, 1986.

Niwa Y, Kanoh T, Taniguchi S, Miyachi Y, Sakane T : Effect of cyclosporin A on the membrane-associated events in human leukocytes with special reference to the similarity with dexamethasone, Biochem. Pharmacol., 35 : 947~951, 1986.

Niwa Y, Taniguchi S : Phospholipid base exchange in human leukocyte membranes : Quantitation and correlation with other phospholipid biosynthetic pathways, Arch. Biochem. Biophys., 250 : 345~357, 1986.

Niwa Y : Oxygen radical-related inflammatory diseases, In The Biological Role of Reactive Oxygen Species in Skin, Edited by Hayaishi O, Imamura S, Miyachi Y, University of Tokyo Press, Tokyo, p.151~161, 1987.

Niwa Y : Phospholipid base-exchange in leukocyte membrane from patients with various inflammatory disorders, In Advances in the Bioscience, Vol. 66, The Biology of Phagocytes in Health and Disease, Edited by Mauri C, Rizzo C, Ricevuti G, Pergamon Press, Oxford, p.239~250, 1987.

Niwa Y, Somiya K, Kanoh T, Miyachi Y, Sakane T : Luminol-independent chemiluminescence by phagocytes is markedly enhanced by dexamethasone, not by other glucocorticosteroids. Inflammation, 11 : 163 ~174, 1987.

Niwa Y, Kanoh T, Sakane T, Soh H, Kawai S, Miyachi Y : Detection of enhanced lipid peroxide levels in patients with inflammatory skin diseases, J. Clin. Biochem, Nutr., 2 : 245~251, 1987.

Niwa Y, Kanoh T, Sakane T, Soh H, Kawai S, Miyachi Y : The ratio of lipid peroxides to superoxide dismutase activity in the skin lesions of patients with severe skin diseases : An accurate prognostic indicator, Life Sci., 40 : 921~927, 1987.

Niwa Y, Sakane T, Ozaki Y, Kanoh T, Taniguchi S : Phospholipid base exchange activity in the leukocyte membranes of patients with inflammatory disorders, Am. J. Pathol., 127 : 317~326, 1987.

Niwa Y, Kasama T, Kawai S, Komura J, Sakane T, Kanoh T, Miyachi Y : The effect of aging on cutaneous lipid peroxide levels and superoxide dismutase activity in guinea pigs and patients with burns, Life Sci., 42 : 351~356, 1988.

Niwa Y, Kasama T, Miyachi Y, Kanoh T : Neutrophil chemotaxis and parameters of reactive oxygen species in human aging : Cross-sectional and longitudinal studies, Life Sci., 44 : 1655~1664, 1989.

Niwa Y, Komuro T : The effect of far infrared ray emitting platinum electro magnetic wave fiber on the activities of normal human neutrophils and myelotic leukemia cell lines, and the growth of malignant tumors, In Advances in Management of Malignancies. Edited by Carpi A, Sagripanti A, Grassi B. Monduzzi Editore, Bologna, p.21~27, 1990.

Niwa Y, Mizushima Y : Neutrophil potentiating factors released from stimulated lymphocytes : Special reference to the increase in neutrophil potentiating factors from streptococcus stimulated lymphocytes of the patients with Behçet's disease, Clin. Exp. Immunol., 79 : 353~360, 1990.

Niwa Y, Ishimoto K, Kanoh T : Induction of superoxide dismutase in leukocytes by paraquat : Correlation with age and possible predictor of longevity, Blood, 76 : 835~841, 1990.

Niwa Y, Akamatsu H : Kojic acid scavenges free radicals while potentiating leukocyte functions including free generation, Inflammation, 15 : 303~315, 1991.

Niwa Y, Iizawa O, Ishimoto K, Kanoh T : Age dependent basal level and induction capacity of copper-zinc and manganese superoxide dismutase and other scavenging enzyme activities in leukocytes from young and elderly adults, Am. J. Pathol., 143 : 312~320, 1993.

Niwa Y, Iizawa O : Abnormalities in serum lipids and leukocyte superoxide dismutase and associated cataract formation in patients with atopic dermatities, Arch. Dermatol., 130 : 1387~1392, 1994.

Niwa Y, Akamatsu H, Iizawa O, Ishimoto K, Kanoh T, Ozali Y : Regulatory

272

effect of tyrosine kinase, protein kinase C and cytokines on neutrophil functions, ARch. Biochem Biophys., in submission, 1995.

(4) 저자 이외의 활성산소 관계

三浦幸雄, 淹田智久：化學, 35 卷, 455～458頁, 1980年.
永田親義：《がん發生の機構》, 118～125頁, サイエンス社, 東京, 1982年.
八木國夫：日本臨床榮養學會雜誌, 4 卷, 3～11頁, 1982年.
八木國夫：《過酸化脂質と疾患》, 155～164頁, 1982年.
八木國夫：過酸化脂質の病態生化學, 日本臨床, 41 卷, 1920～1933頁, 1983年.
渡辺正雄：ミネラル榮養學, 富士經濟, 1934年 3月 21 日
杉浦功人, 安部誠, 稻坂博, 上田宏, 平野和行, 足立哲夫：日皮會誌, 96 卷, 171～174 頁, 1986年.
富所隆三, 小柳由里子, 湯谷重則, 廣野一輝, 柚木仁, 小栗政夫, 馬場あい子, 藤生善 一：アトピー性皮膚炎の眼合併症における食物アレルギーの意義, 神經眼科, 8 卷, 157～162頁, 1991年.
Davis WT : The relation of the eye and certain skin disease, South Med, J., 14 : 237～241, 1921.
Beetham WP : Atopic cataracts, Arch. Ophthalmol., 24 : 21～37, 1940.
Cowan A, Klauder JV : Frequency of occurrence of cataract in atopic dermatitis, Arch. Ophthalmol., 43 : 759～768, 1950.
Nordenson I, Beckman G, Beckman L : The effect of superoxide dismutase and catalase on radiation-induced chromosome breaks, Hereditas, 82 : 125～126, 1976.
Castrow FF II : Apopic cataracts versus steroid cataracts J. Am. Acad. Dermatol., 5 : 64～66, 1981.
Zigler JS Jr., Bodaness RS, Gery I, Kinoshita JH : Effects of lipid peroxidation products on the rat len in organ culture : A possible mechanism of cataract initiation in retinal degenerative disease, Arch. Biochem. Biophys., 225 : 149～156, 1983.
Kensler TW, Bush DM, Kozumbo WJ : Inhibition of tumor promotion by a biomimetic superoxide dismutase, Science, 221 : 75～77, 1983.
Yagi Y : Increased serum lipid peroxides initiate atherogenesis, Bio Essays, 1 : 58～60, 1984.
Yagi K, Nishigaki I, Hagihara M, Maseki M, Tomoda Y, Nagayama・K,

Nakashima T : Effect of linoleic acid hydroperoxide on uptake of low density lipoprotein by cultured smooth muscle cells from rabbit aorta, Biochem. International, 8 : 501~506, 1984.

Yagi K, Hagihara M, Nishigaki I, Maseki M : Age-dependent changes in lipid peroxide levels in lipoprotein fractions of human serum, J. Gerontol., 39 : 269~274, 1984.

Peak JG, Peak MJ, MacCoss M : DNA breakage caused by 334-nm ultraviolet light is enhanced by naturally occurring nucleic acid components and nucleotide coenzymes, Photochem. Photobiol. 39 : 713~716, 1984.

Ardlie NG, Selley, ML, Simmons LA : Platelet activation by oxidatively modified low density lipoproteins, Atherosclerosis, 76 : 117~124, 1989.

Hashimoto-Kumasaka K, Horii I, Tagami H : In vitro comparision of water-holding capacity of the superficial and deeper layers of the stratum corneum, Arch. Dermatol. Res., 283 : 342~346, 1991.

Watanabe M, Tagami H, Horii I, Takahashi M, Kligman AM : Functional analyses of the superficial stratum corneum in atopic xerosis, Arch. Dermatol., 127 : 1689~1692, 1991.

(5) 저자의 SOD제제 관계

丹羽靭負, 石本浩市：Liposomal-encapsulated SODの藥理作用機序とBehçet病患者治驗結果について, 厚生省特定疾患ベーチェット病調査研究班 昭和 57年度 研究業績集, 278~282頁, 1983年.

丹羽靭負, 山本修二：Liposomal-encapsulated SODの治療效果及びその化學構造作用機序, 摘要についての示唆(第 2 報), 厚生省特定疾患ベーチェット病調査研究班 昭和 58年度 研究業績集, 248~254頁, 1984年.

丹羽靭負, 前田麻子：小兒腸管ベーチェット病に使用したOP 1206・α-CD及びLiposomal SODの效果, 厚生省特定疾患ベーチェット病調査研究班 昭和 58年度 研究業績集, 270~277頁, 1984.

丹羽靭負, 宗宮教壹：生體の活性酸素とsuperoxide dismutaseに關連した疾患群およびその治療について, 最新醫學, 39 卷, 339~356頁, 1984年.

丹羽靭負, 宗宮教壹, 有澤速雄：Liposomal SODの治療效果の總括, 厚生省特定疾患ベーチェット病調査研究班 昭和 59年度 研究業績集, 281~289頁, 1985年.

丹羽靭負：活性酸素と抑制劑, mdicina, 22 卷, 1234~1236頁, 1985年.

丹羽靭負, 萩原義秀, 大竹英俊, 筒井大八：anti-oxidantsとしての漢方藥および2劑の健

274

康食品の抗炎症作用機序についての檢討, 炎症, 5 卷, 317～324頁, 1985年.

丹羽靭負：SOD, 醫學と藥學, 14 卷, 55～67頁, 1985年.

丹羽靭負：シンポジウム：皮膚科領域における活性酸素とsuperoxide dismultase(SOD), 活性酸素, 過酸化脂質およびSODの臨床的意義, 日皮會誌, 96 卷, 1346～1357頁, 1986年.

丹羽靭負：美容·健康と酸素障害…活性酸素, 過酸化脂質およびSODの臨床的意義, フレグランスジャーナル, 14 卷, 89～99頁, 1986年.

丹羽靭負：Liposomal-encapsulated human SODの治療效果について — Liposomal — encapsulated bovine SODの效果との比較檢討一, 厚生省特定疾患ベーチェット病調査研究班 昭和 60年度 研究業績集, 234～237頁, 1986年.

丹羽靭負, 本山示：SOD (superoxide dismutase)と生藥のbioavaliability, 日本藥劑師會雜誌, 39 卷, 1097～1119頁, 1987年.

丹羽靭負：活性酸素とスカベンジャー.5) SOD (superoxide dismutase), 治療學, 19 卷, 730～734頁, 1987年.

丹羽靭負：SODマイタクロスフェア, 治療學, 19 卷, 749～750頁, 1987年.

丹羽靭負：Bovine liposomal-encapsulated superoxide dismutase (L-SOD) の藥理生化學的檢討と臨床效果, Drug Delivery System, 2 卷, 41～52頁, 1987年.

丹羽靭負, 本山示：Natural products含有のanti-oxidant activityとその效果, 製藥工場, 7卷, 129～138頁, 1987年.

丹羽靭負：活性酸素, 過酸化脂質關連疾患とSOD製劑による治療の展望, フリーラジカルの臨床, 1 卷, 69～76頁, 1987年.

丹羽靭負：自然藥物, natural productsに對する drug delivery systme (DDS) としての一考, SOD樣作用食品の過酸化脂質抑制能と臨床效果およびBG-104劑の臨床制癌效果よりの檢討, Pharm Tech Japan, 3 卷, 1067～1081頁, 1987年.

丹羽靭負：老化制御と生理活性物質 (SOD) の役割, 《機能性食品素材·食品由來の生理活性物質等における研究と開發》, 工業技術會, 東京, 20～44頁, 1989年.

丹羽靭負：フリーラディカルスキャベンジャーの臨床應用, 循環器科, 25 卷, 371～382頁, 1989年.

丹羽靭負, 渡部誠一郎：L-SODの藥理生化學的檢討と臨床效果(第2報), Drug Delivery System, 4卷, 111～119頁, 1989年.

丹羽靭負, 大柳善彦：活性酸素消去劑とその效果, 《免疫·炎症·膠原病》, メディカル葵出版, 東京, 259～273頁, 1991年.

丹羽靭負, 小室俊夫：遠赤外線放射體プラチナ電磁波纖維のヒト白血球機能および過酸化脂質形成反應への影響, 炎症, 11卷, 135～141頁, 1991年.

丹羽靭負：天然の植物·種子のDDS, SOD樣作用食品の開發, 改良とその藥理, 生化

學的考察…SOD活性測定値結果の問題點も提起する, 食品工業, 35 卷, 42~56頁, 1992年.

Niwa Y, Somiya K, Michelson AM, Puget K : Effect of liposomal-encapsulated superoxide dismutase on active oxygen-releated human disorders, A preliminary study, Free Rad. Res. Comms., 1 : 137~153, 1985.

Niwa Y, Miyachi Y : Antioxidant action of natural health products and Chinese herbs, Inflammation, 10 : 79~91, 1986.

Niwa Y, Kanoh T, Kasama T, Negishi M : Activation of antioxidant activity in natural medicinal products by heating, brewing and lipophilization, A new drug delivery system, Drugs Exptl. Clin. Res., 14 : 361~372, 1988.

Niwa Y, Hanssen M : Protection for Life. Thorsons Publishing Group, 1989.

Niwa Y, Lipid peroxides and SOD induction in skin inflammatory diseases, and treatment with SOD preparations, Dermatologica, 179 (suppl. 1) : 101~106, 1989.

Niwa Y, Miyachi Y, Kanoh T, Ishimoto K : Why are the natural plant medicinal products effective in some patients and not in the others with the same disease? Planta Med., 57 : 299~304, 1991.

(6) 저자 이외의 SOD제제 관계

野口久, ほか：實驗的ブレオマイシン肺線維症に對するantioxidant analogs (AOA) の抑制效果について, 第 28 回 日本胸部疾患學會雜誌, 26 卷, 415頁, 1988年.

根岸雅夫, 福島俊之, 田畑穣, 佐藤秀紀, 小林和夫, 井出宏嗣, 高橋昭三：AOA (anti-oxidant analogs) の膠原病外來での使用經驗, 炎症, 8 卷, 153~156頁, 1988年.

根岸雅夫：AOAおよび類似制劑とその效果, 醫藥ジャーナル, 24 卷, 1693~1699頁, 1988年.

佐藤秀紀：4劑の類似natural products低分子抗酸化劑の作用の比較…各劑の處理, 加工法の差よりの檢討, Pharm Tech Japan, 5 卷, 273~283頁, 1989年.

刈谷公美, 池田政身, 山本康男, 小玉肇：慢性膿皮症に對するAOA (antioxidant analogs) の使用經驗, 第 23 回 日本皮膚科學會, 高知地方會例會・第 12 回 總會, 1994年 2月, 高知.

찾아보기